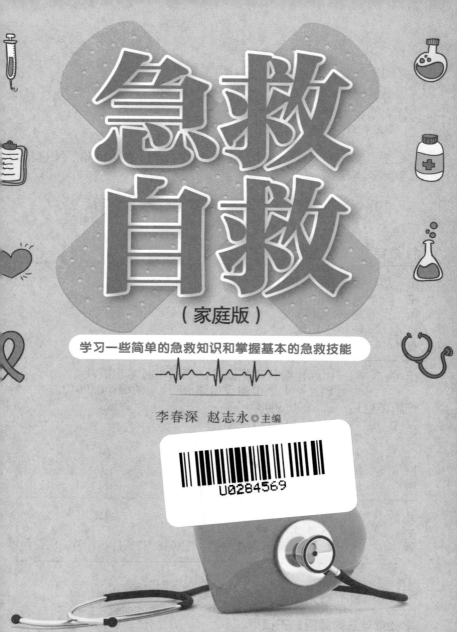

急救自救

（家庭版）

学习一些简单的急救知识和掌握基本的急救技能

李春深　赵志永◎主编

山西出版传媒集团
山西科学技术出版社

图书在版编目（CIP）数据

急救自救：家庭版 / 李春深 赵志永主编 . —太原：
山西科学技术出版社，2018.7
ISBN 978-7-5377-5754-6

Ⅰ．①急… Ⅱ．①李… Ⅲ．①急救－基本知识 ②自救
互救－基本知识 Ⅳ．① R459.7 ② X4

中国版本图书馆 CIP 数据核字（2018）第 116859 号

急救自救：家庭版

出 版 人：赵建伟
主 编：李春深 赵志永
策 划：薛文毅
责 任 编 辑：王 璇
责 任 发 行：阎文凯

出 版 发 行：山西出版传媒集团·山西科学技术出版社
地址：太原市建设南路 21 号 邮编：030012
编辑部电话：0351-4956033
发 行 电 话：0351-4922121
经 销：各地新华书店
印 刷：山西东智印刷有限公司
网 址：www.sxkxjscbs.com
微 信：sxkjcbs

开 本：787mm×1092mm 1 / 32 印张：5
字 数：78 千字
版 次：2018 年 7 月第 1 版 2018 年 7 月第 1 次印刷

书 号：ISBN 978-7-5377-5754-6
定 价：28.00 元

本社常年法律顾问：王葆柯
如发现印、装质量问题，影响阅读，请与发行部联系调换。

序 言

月有阴晴圆缺，人有旦夕祸福。当年迈的父母突然失去知觉，当孩子的口中吞入异物，当亲朋好友遭遇意外……在拨打 120 急救电话后，身处现场的您只是束手无策地、焦急地等待救援人员的到来吗？

然而，现实的情况是，许多本该得到救治的生命都是在等待中悄然逝去的。在急救领域，有一个"黄金 4 分钟"的概念。"黄金 4 分钟"是指在发生危急重症或事故的现场，挽救生命最关键的初始 4 分钟。生理学及医学研究表明：心跳骤停 10 秒钟引起昏厥，45 秒瞳孔放大，4～6 分钟大脑出现不可逆的死亡。人脑死亡超过 4 分钟、心脏停止跳动超过 10 分钟往往不能被救治。可以说，每耽误 1 分钟，病人的生存率就会大大降低，死亡率就会直线上升。而在这个非常宝贵的时间内，救护车一般难以赶到现场，尤其在交通比较拥堵的大城市，往往救护车到达现场时，病人的生命已经无法挽回了。世界银行 2011 年 5 月的调查数据显示，美国西雅图和日本东京救援人员一般 5 分钟以内赶到救援现场，而中国北京、上海等发达城市救援人员则需 15 分钟赶到现场，国内部分偏远山区救援人员赶到现场的时间则以小时计算。从这个紧急反应时间的现状和"黄金 4 分钟"的矛盾可知紧急的现场自救是多么重要。

突发重症和意外事故每天都在发生，但是结果却往往不同，这在很大程度上取决于现场非专业人员所采取的急救措施。在急救现场，面对呼吸心跳骤停、奄奄一息的亲人、朋友或他人，如果能实施早期急救措施，完全有可能减轻伤病员的伤残和痛苦，甚至挽救生命。之后再辅以现代化专业急救救援系统的救治，患者或伤者就完全可能获得更好的救治效果。因此，学习一些简单的急救知识和掌握基本的急救技能，在"第一现场"对患者或伤员进行及时、有效的救治，能够减少种种恶果。

　　为了让更多的人掌握急救自救的知识，本书选取了各种紧急情况的应对措施和急救自救方法，力求在内容上通俗易懂、科学实用，在形式上图文并茂、简明新颖，旨在让没有医学知识基础的普通大众也能快速掌握急救自救的方法和技能。

　　急救常识，人人都应该掌握；急救，等待您的参与；学习急救自救知识，就从现在开始吧！

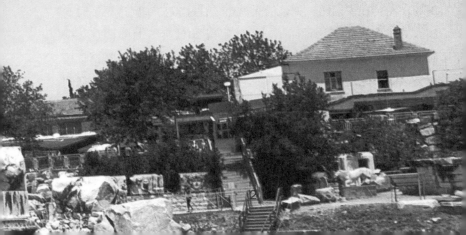

目录
CONTENTS

Part1 不可不知的急救自救常识 / 001

现场急救的原则 …………………………………… 002

患者伤病情危急的症状及体征 ………………… 005

必须拨打急救电话的危急情况 ………………… 009

拨打 120 急救电话须知 ………………………… 010

配备家庭急救箱 ………………………………… 012

Part2 能救命的急救自救基本功 / 015

生命体征的监测 ………………………………… 016

心肺复苏术 ……………………………………… 020

自动体外除颤仪的使用 ………………………… 029

正确的吸氧方法 ………………………………… 031

急救时常用的体位 ……………………………… 032

催吐的技巧 ……………………………………… 035

外伤止血法 ……………………………………… 036

外伤包扎法 ………………………………………………… 040

骨折的固定 ………………………………………………… 044

伤者的转运 ………………………………………………… 049

Part3 危急重症的急救自救 / 053

心绞痛 ……………………………………………………… 054

急性心肌梗死 ……………………………………………… 057

脑卒中 ……………………………………………………… 059

晕厥 ………………………………………………………… 062

昏迷 ………………………………………………………… 065

休克 ………………………………………………………… 066

咯血 ………………………………………………………… 068

呕血 ………………………………………………………… 069

癫痫大发作 ………………………………………………… 071

急性腹痛 …………………………………………………… 072

支气管哮喘 ………………………………………………… 074

Part4 生活意外的急救自救 / 076

呼吸道异物梗阻 …………………………………………… 077

异物入眼 …………………………………………………… 081

鼻腔异物 …………………………………………………… 084

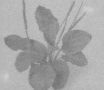

耳道异物 ………………………………… 085

鼻出血 …………………………………… 086

鱼刺卡喉 ………………………………… 089

急性一氧化碳中毒 ……………………… 090

食物中毒 ………………………………… 093

安眠药中毒 ……………………………… 095

有机磷农药中毒 ………………………… 096

急性酒精中毒 …………………………… 097

猫狗咬伤 ………………………………… 100

昆虫蜇伤 ………………………………… 102

毒蛇咬伤 ………………………………… 104

中暑 ……………………………………… 106

触电 ……………………………………… 110

Part5 日常损伤的急救自救 / 114

关节扭伤 ………………………………… 115

关节脱位 ………………………………… 116

手割伤 …………………………………… 117

钉子扎伤 ………………………………… 118

皮肤烧烫伤 ……………………………… 118

化学物质烧伤 …………………………… 120

冻伤 …………………………………………………… 121

脊柱损伤 ………………………………………………… 124

肢体断离 ………………………………………………… 126

牙齿意外脱落 …………………………………………… 127

内出血 …………………………………………………… 128

Part6 突遇灾难的急救自救 / 130

地震 ……………………………………………………… 131

火灾 ……………………………………………………… 139

水灾 ……………………………………………………… 148

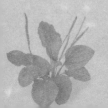

Part1
不可不知的急救自救常识

　　每个人都不希望遇到突发疾病、意外伤害和灾害，但是，万一遇到了，最可能及时救护伤病员的人就是身边人。如果在医护人员赶到现场之前，能及时采取正确的救护措施，就会挽救生命、减轻伤病员的痛苦、减少和预防病情加重及并发症的出现。因此，只有掌握了相关的知识，才能使急救自救成为可能。

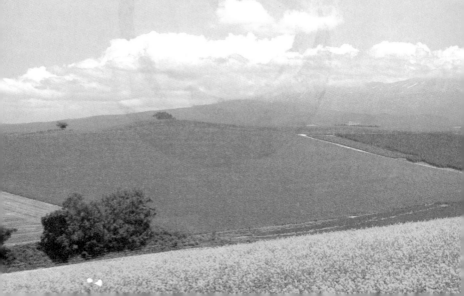

现场急救的原则

　　现场急救是在最少、甚至没有医疗设备的条件下，对突发伤病患者实施的快速判断与紧急处置的一系列科学方法，并且能够由旁观者或伤者本人完成。面对突发意外情况，施救者或伤者本人只有牢记急救原则、遵循急救步骤，才能进行准确有效的急救。很多人在危急关头急救目的不明、原则不清，盲目急救导致严重后果，这样的例子比比皆是。那么现场急救的原则到底是什么呢？

★ 保持镇定，冷静判断

切莫惊慌失措。人在紧张、慌乱的情况下往往会做出错误的判断、选择，这只会使事情变得更加糟糕。

无论遇到任何情况，都要学会冷静判断，牢记这一点，才能从容急救与自救。例如，有大动脉出血的创伤，首先要做的是压迫止血；煤气中毒的人首先要脱离有煤气的环境，等等。这些都是无法在慌乱的情况下做到的。通过冷静的判断才能发现问题，才能为接下来的快速处理提供保证。

★ 注意现场安全

确定事发现场和周围环境是否安全、是否会对施救者和伤病者构成威胁是现场急救最重要的原则。现场急救的环境往往存在诸多危险因素，如电、火、煤气、爆炸物、毒性物等，在现场环境非常危险时，千万不可贸然施救，否则只会导致自身损害，增加救援难度。比如有人触电时，切不可不经判断直接施救，而应该切断电源或做好防护措施，方可小心谨慎地接近患者实施急救。

★不可随意搬动病人

突发意外情况，病人的病情往往比较复杂，此时若随意搬动病人或对病人猛推猛摇，则有可能引起病人二次损伤，加重病情。比如高空摔伤时，病人往往存在颅脑外伤或脊柱损伤、四肢骨折等，此时千万不能随意搬动病人，应该在专业人员的指导下进行搬动。

★抓住重点

快速的处理不是完美的处理，需要我们抓住重点，利用现场可以利用的物品对现场进行快速的稳定和缓解，为接下来的救治打好基础，等待专业急救人员的到来，进行转诊救治。

★对病人检查时不能因小失大

当遇到危重病人时，评估病人病情的重点是判断有无威胁病人生命的关键点，比如是否昏迷、有无心跳、呼吸等，如果病人无反应、心跳呼吸停止，则应立即进行口对口人工呼吸和胸外心脏按压，继之再进行其他检查和处置，比如出血、骨折等。不能一看见出血就忙于包扎止血，一看见骨折就包扎固定，从而忽略最主要的问题。

现在不少家庭都备有急救用药，但用药的常识却很有限。一有胸闷就当作是心脏病，吃一些速效救心丸之类的药物；异物穿刺伤时盲目将异物拔出；腹部外伤肠外露时盲目将肠管回纳入腹腔等。其实这些措施不仅于事无补，反而会使病情加重。因此，在不知如何急救的情况下，必须通过电话听从医疗人员的急救指导。

★保留现场证据

例如，保留呕吐物、排泄物等，对医生的诊断很有帮助。

患者伤病情危急的症状及体征

意外伤害和危急重症可以在任何空间和环境出现，当危重病情发生或情况紧急时，只有在 1~2 分钟内判断患者的病情，才有可能在拨打急救电话时做出清晰的描述，并能在呼救的同时，决定应该对患者先采取哪种抢救措施，这样才能在医生到来前赢得时间。

如果患者出现以下症状、体征，说明病情危重，应该迅速呼救和采取必要的急救措施。

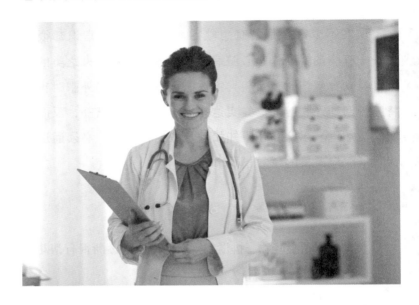

★ 意识丧失

可以轻拍肩部，同时大声呼叫其名字，或者呼喊"喂喂""听得见吗？"等。如果对方没有反应、不睁眼、不说话，或者反应很微弱，说明可能发生了意识障碍。遇到不明病情的意识丧失患者，切忌用力摇动，以免造成二次伤害。

★ 心跳停止

检查脉搏是判断心跳是否停止的指标。心跳停止时，不能扪及大动脉搏动，此项检查要在 5~10 秒内完成。

★ 呼吸停止

看：抢救者耳朵贴近患者口鼻处，头部侧向患者胸腹部，眼睛观察胸、腹起伏情况。呼吸停止者，胸、腹部无起伏。

听：在患者口鼻处听呼吸道有无气流响声。

触：抢救者以自己面部接触患者口鼻，感觉有无气体排出。

如果患者胸部有起伏，但感觉不到有口鼻呼出的气息时，也应判断为没有呼吸。此时很可能是呼吸道梗阻，必须先清理呼吸道异物。

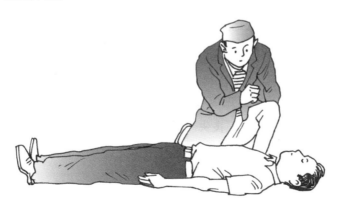

★ 瞳孔异常

正常的瞳孔直径一般为 2~5 毫米，平均为 4 毫米，最小可到 0.5 毫米，最大可到 8 毫米。小于 2 毫米者称为瞳孔缩小，大于 5 毫米者称为瞳孔散大。瞳孔异常主要表现为以下几种情况。

双侧散大：濒临死亡。

双侧针尖样：有机磷农药中毒。

一大一小：脑疝发生，病情危重。

★ 大量出血

正常人的血液总量约占体重的 8%，成人平均约 5000 毫升。根据出血量可做如下判断。

失血量小于 500 毫升，很少引起不适症状。

失血量达 1000 毫升，稍微活动后会有轻微的心血管症状，表现为头晕、乏力、出汗、恶心、心率缓慢及血压降低或短暂的昏厥。

失血量为 1500~2000 毫升，出现口渴、恶心、气促、头晕明显甚至短暂的意识丧失。

失血量达 2500 毫升，可以产生休克甚至死亡。

必须拨打急救电话的危急情况

出现以下情况时，必须快速拨打急救电话 120，呼叫专业救护人员：

（1）心脏病突然发作，如严重的心绞痛、急性心肌梗死、严重的心律失常、急性心功能不全等。

（2）严重的呼吸困难，如窒息、呼吸道异物梗阻等。

（3）大呕血。

（4）急产。

（5）各种急性中毒，如食物中毒、药物中毒等。

（6）触电、溺水、严重烧伤、创伤等。

（7）突然昏迷、抽搐、急性瘫痪及休克等。

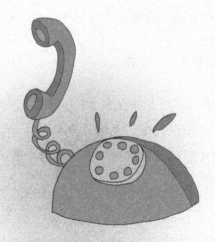

拨打 120 急救电话须知

众所周知，我国的统一急救电话号码是 120，其功能类似于 110、119，是 24 小时免费服务。拨打 120 是向急救中心呼救最简便快捷的方式。突发疾病或发生较严重的意外伤害时，只要您身边有电话，无论是手机、座机还是磁卡、投币电话，都可以第一时间拨打（不需要加区号）。

拨打急救电话 120 后，有时会听到"您已进入 120 急救系统，系统正忙，请不要挂机"这样的语音提示，这是由于同时呼救的电话较多，系统已对所有求救电话自动排序，按照先后顺序应答，这时候需要耐心等待，千万不能因为焦急而挂断电话再重新拨号，否则等于重新排队，白白浪费时间。直到电话人工接听后，您的呼救才是被真正受理了。

电话接通后，如何在最短的时间内用最简洁、准确的语言让急救人员尽可能地了解各种信息，不是人人都能做到的。

★ 说明求救信息

在危急关头，难免会慌乱、恐惧，此时应尽量保持镇定，语言要清晰、简练、易懂，声音要大，语速要慢，以便 120 接线员能清楚听到您所求救的内容。在向 120 急救人员说明求救信息时，需要抓住三个要点：简要病情、具体地址、联系方式。具体来说，应着重说清以下几件事：

（1）说明伤病员的大致情况，如姓名、性别、年龄、伤情和已经采取的措施，以便救护人员事先做好急救准备。

（2）说清要求急救车到达的具体地点，包括什么地方，什么路，几号，什么路口，以及该地点附近的明显标志，如建筑物、公交站等。

（3）如果是意外灾害性事故或突发公共事件，还应告知事件性质和伤亡人数，比如火灾、塌方、触电、溺水、车祸等。

（4）说明您或其他现场联系人的姓名和电话，并且保持您或其他现场联系人的电话畅通。

（5）待120接线员告诉您可以挂电话时，您再挂断电话，然后派人在接应地点等候救护车，同时把救护车进入急救现场需经道路上的障碍及时清除，以便救护车能够顺利到达急救现场。

★ 向急救人员介绍情况

一旦急救人员到达，或将病人送达医院，应简要向急救人员介绍情况，包括事件是什么时候在什么情况下发生的，已经采取了哪些措施，原有什么病史等。此时时间宝贵，急救人员要根据您的描述快速判断发生了什么事情，以便采取对症抢救措施。因此，一定不要啰嗦，不要说太多的细节和过程。关键说清时间和病人发病的状况，要根据急救人员的发问，准确、简要地回答问题。

配备家庭急救箱

家中常备一个简单又实用的急救箱，放一些必要的急救用具和药品，有助于及时救护突发伤病的家人。急救箱中包含的物品见下页表。

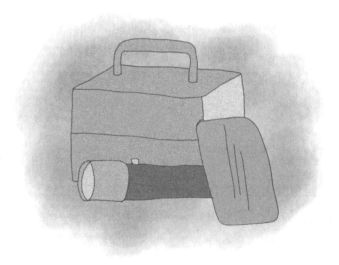

家庭急救箱用品表

分类	名 称	用 途
急救器具	体温计	测量体温。
	创可贴	小创面、伤口包扎，大中小各种尺寸的创可贴都要贮备；防水创可贴、带药创可贴也要备全。
	无菌纱布	用于稍大伤口隔离及止血包扎。
	医用胶带	用于固定纱布。
	三角绷带	具多种用途，可承托受伤的上肢、固定敷料或骨折处等。
	一次性手套	防止人体直接接触伤口，避免交叉感染。
	钳子	可代替双手持敷料或者钳去伤口上的污物等。
	圆头剪刀	比较安全，可用来剪开胶布或绷带，必要时，也可用来剪开衣物。
	镊子	用于夹取细刺等细小的东西。
	口罩	主要用于隔离口鼻腔气体对创面的污染，佩戴前后必须洗手，佩戴一次以后立刻更换。
	消毒纸巾	用于清洁皮肤，杀菌消毒，撕开包装直接涂擦皮肤即可。
	手摇发电手电筒	在漆黑环境下施救时，可用它照明，也可为晕倒的人做瞳孔反应。
	外用药	可配置流水线酒精、紫药水、红药水、碘酒、烫伤膏、止痒清凉油、伤湿止痛膏等。
	内服药	可配置解热、止痛、止泻、防晕车和助消化等药物。

续表

分类	名称	用途
急救食品	面包、饼干、方便面等干粮，瓶装饮用水，罐装食品等	危难时刻有存粮，注意要定期更换。
其他	心脑血管药物，消化类药物，血压计、血糖仪等	针对家中有老人、病人、儿童等不同人群，需适量增加急救箱的配置。

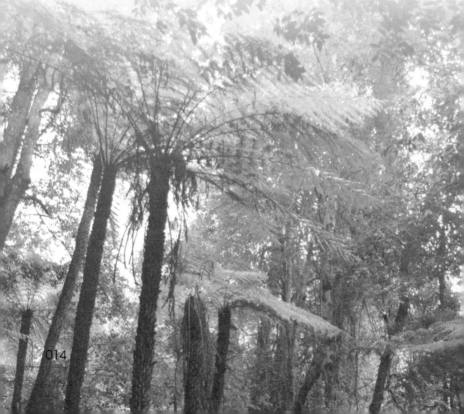

Part2

能救命的急救自救基本功

　　要有效地对伤病者实施急救，必须掌握科学的急救基本功。本章详细介绍了生命体征的监测、心肺复苏术、体外自动除颤仪的使用、催吐的方法、止血、包扎等内容，这些内容都是现场急救的基本功。学会了这些知识，就有可能在危急关头挽救自己、家人、朋友以及他人的生命。也许您的急救措施并不十分规范，但至少可以起到基础的救护作用，并且为治疗争取到宝贵的时间，这就已经足够。

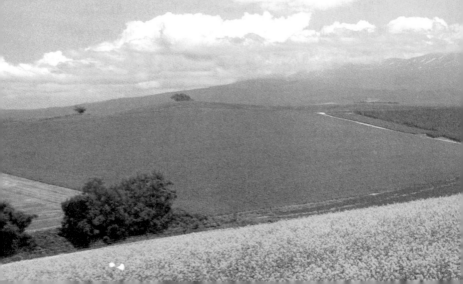

生命体征的监测

　　生命体征是用来判断伤病员的轻重和危急程度的指标，主要包括体温、脉搏、呼吸、血压。它们是维持机体正常活动的必要条件，缺一不可。不论哪一项异常都会导致严重或致命的疾病。因此，运用科学的方法对生命体征进行监测，做出正确判断，有利于发现病情的危急状态和采取针对性的抢救措施，对急救自救意义重大。

★ 体温测量

　　人体体温的正常值为 36℃～37℃。测量体温的体温计有口表、腋温表、肛表三种。

　　测量体温的方法有 3 种：腋测法、口测法、肛测法。

　　腋测法：即将患者腋窝汗液擦干，然后把体温表的汞柱甩到 36℃以下，将水银端放在患者腋窝深处，让患者将体温表夹紧，测量 10 分钟后读数。腋测法是最常用的方法。

　　口测法：测温前，应先将体温表用 75% 酒精消毒，再将表内的水银柱甩至 35℃以下，然后将口表水银端斜置于患者舌下，叮嘱患者闭口（勿用牙咬），用鼻呼吸，5 分钟后取出，擦净后观察水银柱所在刻度。一般成人正常口腔体温在

36.3℃ ～ 37.2℃，小儿可偏高 0.5℃。

肛测法：肛门内测量时，首先选用肛门表，用液态石蜡或油脂滑润体温表含水银一端，慢慢插入肛门 3 ～ 4.5 厘米，用手捏住体温表的上端，防止滑脱或折断，3 ～ 5 分钟后取出，用纱布将表擦净，并阅读度数。肛门体温的正常范围一般为 36.8℃ ～ 37.8℃。

★ 脉搏检查

脉搏，指在每个周期的心脏收缩与舒张过程中，动脉血管壁的规律性搏动。脉搏的频率受年龄和性别的影响，一般女性比男性快，儿童比成人快。正常成人每分钟心跳次数为 60 ～ 100 次，婴儿每分钟心跳次数为 130 ～ 150 次，儿童每分钟心跳次数为 110 ～ 120 次。触摸桡动脉检查成人和儿童脉搏时，应将三根手指端放在患者腕横纹上方拇指一侧的凹陷处，可感觉到桡动脉搏动。

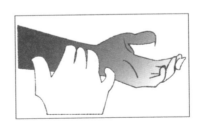

触摸肱动脉检查婴儿脉搏时，应将两个手指尖放在患者上臂内侧的中间，并向肱骨上按压可感觉到肱动脉搏动。

触摸颈动脉检查意识丧失者的脉搏时，先摸到患者喉结（甲状软骨），再将两个手指尖放在喉结和颈部肌肉（胸锁乳突肌）之间的凹陷处，可感觉到颈动脉搏动。

检查时要注意脉搏是否规律，是否过快或过慢、忽快忽慢、忽强忽弱等。

★ 血压检测

血压是直接显示病情轻重程度的重要指标。正常成人收缩压（高压）为 90 ~ 139 毫米汞柱，舒张压（低压）为 60 ~ 89 毫米汞柱，收缩压与舒张压之差为 30 ~ 40 毫米汞柱。

用标准血压计测量患者动脉血压前，患者应休息 5 ~ 10 分钟。测量血压一般选用上臂肱动脉的位置。患者取坐位，暴露并伸直肘部，手掌心向上。打开血压计，平放，使患者肘部和血压计与心脏在同一水平线上。

放尽袖带内的气体，将袖带中部对着肘窝，敷于上臂，袖带下缘距肘窝 2 ~ 3 厘米，勿过紧或过松，并塞好袖带末端。

眼耳并用，戴上听诊器，在肘窝内侧摸到动脉搏动后，将听诊器头放在该处，并用手按住稍加用力。打开水银槽开关，手握气球，关闭气门后打气，一般使水银柱升到 160 ～ 180 毫米汞柱即可。然后微开气门，慢慢放出袖带中的气体，使压力读数缓慢下降。

当听到第一个微弱声音时，水银柱上的刻度就是收缩压，继续放气，此声音逐渐增强，突然变弱变低沉，然后消失，声音消失时水银柱上的刻度为舒张压。如果没有听清，将袖带内气体放完，使水银柱降至零位，稍等片刻，再重新测量。

测血压一般以右上肢为准，连测两次，取平均值。

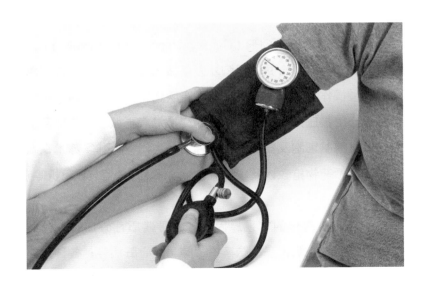

★呼吸检查

一次呼吸动作的完成包括吸气和呼气。观察患者胸部或腹部起伏，每一次起和伏就是一次呼吸。正常成人每分钟呼吸次数为16～20次，儿童（1～8岁）为20～30次，婴儿（0～1岁）为36～40次。观察时，注意患者呼吸的深浅，是否规律，是否费力。患者呼吸困难时嘴唇和皮肤会出现青紫。

心肺复苏术

心肺复苏术简称CPR（Cardiopulmonary Resuscitation），就是心脏骤停时，合并使用胸外心脏按压及人工呼吸来进行急救的一种操作技术。即利用人工呼吸吹送空气进入肺内，再配合胸外心脏按压以促使血液从肺部交换氧气再循环到脑部及全身，以维持脑细胞及器官组织的存活。当然，心肺复苏术在临床上还包括药物抢救以及仪器（如除颤器、起搏器、呼吸机等）的使用。

引起心脏骤停的常见原因有：各种器质性心血管病，如冠心病、急性心肌梗塞、脑卒中、肺源性心脏病等；各种意外事故，如触电、严重创伤、大出血、中毒、气道梗塞、溺水等。

心脏骤停会导致所有组织器官受到不同程度损害，脑组织最先受到严重损害。当心跳停止 60 秒钟后呼吸停止、大小便失禁，超过 4 ~ 6 分钟，脑组织则发生不可逆的损害，生存的机率非常小。

如果在 4~6 分钟内进行高质量的心肺复苏，并于 8 分钟内进行进一步的生命支持，就可以大大提高患者的生存概率。

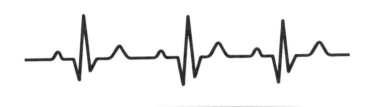

★ 判断

（1）突然意识丧失，跌倒在地，可伴有一过性、全身性、痉挛性抽搐。

（2）喘息样呼吸，继而呼吸停止。

（3）颈动脉搏动消失。

（4）心音消失。

（5）皮肤（尤其口唇、面部）青紫、苍白或花斑。

（6）双眼球上吊、固定，瞳孔散大。

如果出现第（1）（2）两项，即应马上做心肺复苏，而不要等待全部表现出现，或因做其他检查而延误抢救时间。

★ 单人心肺复苏的操作方法

（1）评估现场环境的安全性。

救援人员在尽快排除各种险情后，方可进入现场。只有保证救援人员自身的安全，才能保证救援伤员，否则，可能会造成更大的损失。

（2）判断意识和呼吸。

大声呼喊病人，同时轻轻晃动病人的肩部或轻轻拍打病人的面部，观察病人有无反应，如果病人对上述呼喊、拍打、晃动均无反应，则说明病人意识丧失。

判断呼吸可通过看、听、感觉来完成。看就是观察病人的胸部和腹部有无起伏，有自主呼吸时，可看到胸部和腹部随呼吸的起伏运动。听就是将耳朵贴近病人的喉部，听是否有气流通过产生的声音。感觉就是将面部贴近病人的口鼻处，感觉是否有气体从口或鼻部呼出。不要用手感觉，因为面部的感觉比手敏感得多，用面部判断更准确。判断呼吸要快，尽量在5～10秒钟完成。

（3）呼救。

如果病人意识丧失、呼吸停止或喘息样呼吸，应立即呼救。如果身边有其他人，让其拨打急救电话120；如果身边没有其他人，可以利用手机的免提功能，一边拨打急救电话，一边抢救。

（4）放置正确的复苏体位。

正确的复苏体位是仰卧位，并保证病人身下是坚硬的平面，这样才能在胸外按压时保证按压的力量和深度。头部不得高于胸部，以免导致气道梗阻和脑血流灌注减少。

凡不是仰卧位的病人，一律摆放成仰卧位。如果病人为俯卧位或侧卧位，应迅速跪在患者身体一侧，将病人双上肢向上伸，再将外侧下肢搭在内侧下肢上。然后，一手固定患者颈后部，另一手固定其一侧腋部，将患者整体翻动成为仰卧位。翻动时注意保持患者身体在同一轴线上，避免扭曲，以防造成脊柱损伤。

（5）胸外按压。

胸外按压是心肺复苏中最重要的环节。正确的操作可使心脏排血量达到正常时的25%～30%，脑血流量可达到正常时的30%，这就可以保证机体最低限度的需求了。

胸外按压的操作要点：

①跪在病人身体一侧，两膝分开，上身前倾，一手掌心朝下伸直，将掌根部位放于病人两乳头连线的中点位置，另一只手叠放于手背上，两手掌根重叠，双手十指交叉相扣。

②按压时，两臂伸直，肘关节不得弯曲，以髋关节为轴，利用上半身的体重及肩、臂部的力量，垂直向下按压胸骨。按压过程中，掌根部不要离开胸壁，以免按压位置移动，用力方向一定要垂直向下。

③放松时，要使胸廓完全回弹、扩张。否则，会使回心血量减少。按压与放松时间要尽量均匀。

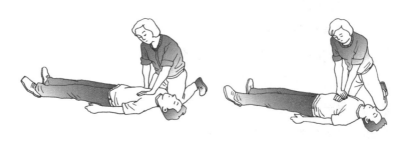

④按压深度至少 5 厘米，或胸壁厚度的 1/3。按压频率为每分钟 100 ～ 120 次。

动作应平稳，有节奏，压迫与放松的时间应大致相等，操作切勿过重或唐突。

在按压患者胸部时，勿压剑突上方，以防引起肝脏撕裂；手指不得接触患者肋骨，只能用手掌根按压。

（6）打开气道。

将病人放置正确的复苏体位后，马上打开气道。因为病人呼吸心脏停搏时，颈部和喉部的肌肉松弛，舌体发生后坠，可能阻塞气道。

如果没有颈部损伤，通常采用"仰头举颏"法打开气道。具体做法是：一手放于病人前额，另一手放于病人下颏，将病人头向后仰，同时向上抬起下颏，做到病人的双侧鼻孔朝向正上方即可。

气道打开后，如果发现病人有义齿，要将义齿取出；如果口腔、咽部有异物，应立即清理干净。

（7）人工呼吸。

人工呼吸分为口对口呼吸和口对鼻呼吸。

口对口呼吸的做法是用手捏住病人的两侧鼻翼使鼻腔封闭。施救者深吸一口气后用口包含住病人的口后用力吹气。吹气时间持续 1 ~ 2 秒，要看到病人的胸廓抬起。每次吹起后，侧头换气时，松开捏紧病人鼻翼的手指，让病人肺内的气体自然逸出。这样连续吹气 2 次。

如果病人牙关紧闭，也可以口对鼻呼吸，具体做法是一手使病人口唇紧闭，深吸一口气后用嘴包含住病人的双鼻孔用力吹气。同样，吹气时间为 1 ~ 2 秒，要看到胸廓抬起。每次吹起后，侧头换气时，松开捏紧病人口唇的手指，让病人肺内的气体自然逸出。连续吹气 2 次。

人工呼吸时要注意始终保持气道开放的位置，无论是口对口还是口对鼻的方式，在吹气时都不要漏气。

★ 单人心肺复苏的注意事项

（1）胸外按压和人工呼吸的比例。

每按压 30 次行人工呼吸 2 次。换句话说，胸外按压与人工呼吸的比例为 30:2，如此周而复始，一直进行到急救人员的到达。

（2）检查脉搏。

按压 30 次，做 2 次人工呼吸，为一个循环。心肺复苏操作开始第五个循环（约 2 分钟）后，检查一次脉搏。如果颈动脉脉搏搏动恢复，说明心跳已恢复，应停止胸外按压；如果颈动脉搏动未恢复，则继续按压，以后每 5 分钟检查一次脉搏。

颈动脉的位置：将一手食指和中指放在病人的甲状腺软骨上，并向一侧滑动至胸锁乳突肌前缘，即颈动脉的位置。向颈椎方向按压即可触到颈动脉是否搏动，每侧触摸 5 秒钟，确定有无搏动。

（3）若遇下列情况，不能做胸外按压：胸部压伤、胸部内伤、急性心肌梗死、张力性气胸、严重的肺气肿患者等。

★ 二人配合进行心肺复苏

如果有 2 人在现场，可以相互配合进行心肺复苏。一人负责胸外按压，每按压 30 次停下来，由另一人进行人工呼吸 2 次。人工呼吸结束后，立即再进行胸外按压。为保证按压效果，每 5 个循环按压者与人工呼吸者交换 1 次，直到专业急救人员到达。

★ 婴儿、儿童与成人心肺复苏操作的区别

婴儿（0～1 岁）与成人心肺复苏操作差别较大，具体来说，体现在以下几个方面：

（1）判断婴儿意识刺激足底。

（2）按压位置在两乳头连线中点下一横指下缘处的胸骨体上。

（3）采用双指按压法，将一手的食指、中指并拢，指尖垂直向下按。

（4）按压深度为胸部前后径的 1/3（约为 4 厘米）。

（5）按压频率为每分钟 120～140 次。

（6）打开气道时，下颌角和耳垂的连线与婴儿仰卧的平面呈 30° 即可。

（7）人工呼吸时，见到胸廓起伏即可。

（8）胸外按压与人工呼吸的比例为 15:2。

（9）判断心跳，触摸肱动脉（位于上臂内侧，肘与肩的中点）。

儿童（1～8岁）与成人心肺复苏操作的不同之处体现在以下几个方面：

（1）按压位置在两乳头连线中点正下方约两横指处。

（2）胸部按压用一只手掌根。

（3）按压深度为胸部前后径的 1/3（为 4~5 厘米）。

（4）按压频率为每分钟 90~100 次。

（5）胸外按压与人工呼吸的比例为 15:2。

（6）判断心跳与成人相同，触摸颈动脉。

★ 心肺复苏有效的 3 个指标

（1）检查病人的瞳孔：注意观察患者瞳孔的反应，瞳孔见光即收缩，表明血液中有足够的含氧量，而且可以流入脑部；瞳孔见光时毫无反应，仍然散大，表明脑部严重受损；瞳孔虽然散大，但在见光时有反应，表明复苏有效。

（2）观察病人的肤色及面色：密切注意患者的皮肤、口唇的颜色，如果由原来的紫绀转为红润，表明复苏有效。

（3）触摸病人的脉搏：以检查按压的效果或判明心脏是否已经恢复跳动。

自动体外除颤仪的使用

　　自动体外除颤仪（Automated External Defibrillator,AED）是一种供紧急救援的医疗装备，可以自动识别和分析患者的心率，自动充电，能量固定，轻便、操作简单、易学。

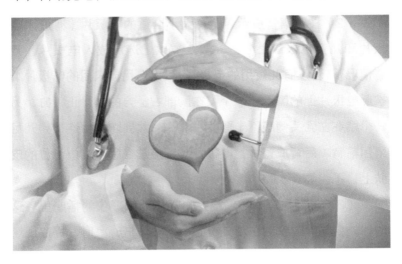

　　猝死最常见的原因是室性纤维颤动，简称"室颤"，是一种致命的心律失常。室颤使心脏丧失有效的排血功能，而AED可以迅速消除室颤、恢复心跳。可以说，AED是抢救猝死非常有效的一种工具。

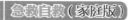

★ 操作方法

自动体外除颤仪被带到急救现场后，立刻按下电源开关，就会出现语音提示。抢救者可按照自动体外除颤仪的语音提示进行操作，其操作步骤如下：

（1）揭开患者胸前的衣服，擦干患者胸部的皮肤。

（2）按照语音提示，选择大小合适的电极片（有成人电极片和儿童电极片之分，一般8岁以上选用成人电极片，紧急情况下，若没有儿童用的电极片，可以选用成人用的电极片），按照电极片上的图示，一个贴在胸部右上方的锁骨正下方，另一个贴在左乳头侧腋下十厘米处（电极片要防止相连，婴儿可采用前胸、后背放置），电极片应直接贴在患者相应部位的皮肤上，不能隔着衣物。

（3）将电极片的导线插在自动体外除颤仪的插座里。这时体外自动除颤仪会自动分析心率，在分析心率时，提醒现场所有人，包括抢救者自己不要接触患者，等待AED分析结果。

（4）如果AED提示"建议电击"，必须大声喊"所有人离开患者"，同时确认所有人已经不触碰患者。

（5）按下"电击"键除颤。

（6）在两次自动体外除颤仪提示期间，需要马上进行高质量的心肺复苏2分钟。

（7）在患者尚未恢复知觉或专业医务人员尚未到达前，应重复心肺复苏和 AED 的交替应用。

在使用自动体外除颤仪时，有些特殊情况需要注意：如果患者胸毛较多，影响电极片和皮肤的接触，要迅速剔除或直接揭下电极片重新粘贴；当患者胸前有较多水，应用毛巾迅速擦拭后，再贴上电极片；如果患者胸前皮肤下有植入的除颤器或起搏器，电极片贴放的位置如有药物贴片，应将药物贴片去除并擦拭干净，再贴电极片。

正确的吸氧方法

常见的供氧设备有氧气袋、便携式氧气筒、制氧机等。常用的吸氧装置有单侧鼻导管、双侧鼻导管、面罩等。

★ 单侧鼻导管法

用湿棉签清洁鼻腔，将鼻导管从一侧鼻孔轻轻插入至鼻咽部。长度约为鼻尖至耳垂的 2/3（导管粗细根据患者年龄而定）。此方法节省氧气，但是对鼻腔黏膜刺激性大，因此在临床不太常用。

★双侧鼻导管法

用湿棉签清洁患者双侧鼻腔，将双侧鼻导管插入双侧鼻孔内，深入约1厘米，用松紧带固定。该方法简单且不会干扰吸氧者进食和说话，相对较舒适，耐受性也较好。

★面罩法

选择适合的面罩，将患者的口鼻盖住，用松紧带在头上固定。面罩给氧对气道黏膜刺激小，给氧效果好，简单易行，患者感觉舒适，缺点是患者进食时要去掉面罩，中断给氧。

急救时常用的体位

急救时，不同的急救病人对应不同的急救体位。不同的体位对人体的呼吸、血液循环均有深刻的影响。因此，正确的急救体位常能为病人争取宝贵的生命时间。

★平卧位

（1）操作方法：也称仰卧位，病人平卧在床上，头下放一枕头，两臂放在身体两侧，双下肢伸直。

（2）作用：此种体位能较好地保证心、脑、肝、肾等全身重要器官的血液供应，避免因血液缺氧造成进一步损伤。

（3）适用范围。

昏迷病人：昏迷病人置于平卧位时，重点应注意头部偏向一侧，使口腔内分泌物及呕吐物容易流出，以防窒息。

休克病人：若病人昏迷的同时又有寒战、皮肤苍白、嘴唇和指尖发紫、脉搏快而弱、出汗等表现，这往往预示病人处于休克状态，此时将病人的下肢抬高，以利于增加心脏的血液量。

心肺复苏病人：进行心肺复苏时，病人应除去枕头，呈仰卧位，使头后仰，保持呼吸道畅通，安置在平硬的地面或硬板上，尽量减少搬动，解开患者上衣，暴露胸部，以方便抢救。

★ 稳定侧卧位

（1）操作方法：将病人一侧上肢抬起放在头一侧，将另一手掌放在对侧肩上；将一侧下肢屈曲；抢救者分别将两手放在固定病人肩部和膝关节后面；将病人翻转成稳定侧卧位。

（2）作用：稳定侧卧位可以避免舌头阻塞气道，发生呕吐或有分泌物便于排出，从而可以保持气道畅通。

（3）适用范围：昏迷患者等。

★ **半坐卧位**

（1）操作方法：也称半坐位，病人仰卧后，用棉被或枕头等物将病人上半身支起，膝下垫一枕头或棉被等，防止下滑。

（2）作用：此体位可在一定程度上缓解呼吸困难，改善呼吸功能，减轻腹肌紧张，缓解腹痛。

（3）适用范围：哮喘发作、呼吸困难、胸腔积液、胸部外伤、腹部外伤、肺炎等病人，神志不清的病人慎用。

★ **坐位**

（1）操作方法：病人坐起，靠在棉被或其他支撑物上，双腿下垂。

（2）作用：此体位可在最大程度缓解呼吸困难，改善呼吸功能，减少静脉回心血量，减轻心脏负荷。

（3）适用范围：哮喘发作、呼吸困难的患者。

★ **注意事项**

车祸伤、高处坠落伤等外伤病人，因为很可能损伤脊椎，尤其是颈椎、腰椎，不能盲目搬动变换体位，防止伤害脊髓造成难以恢复的损伤，应在专业人员指导下搬动，保持躯干呈一条直线。如果没有把握，尽量不要搬动患者。

催吐的技巧

催吐是指使用各种方法，引导促进呕吐的行为。常用于误服有毒有害的食物、药物等情况。

★ 具体方法

先饮用 500 毫升清水，再应用手指，按压舌根，并碰触咽喉部位，使机体产生反射，并发生呕吐反应。如此反复多次，直到看到误服的食物、药物吐出或呕吐物已呈清亮的无杂质的水液。

★ 应用人群

神志清楚且有知觉的人，通过催吐方法可以排出体内有毒的物质。

外伤止血法

血液是维持生命活动的重要物质，成人全身总血量约占自身体重的 7% ~ 8%。当出血量达到全身总血量的 20% 时，可发生休克；当出血量达到全身总血量的 40% 时，则会危及生命。

出血的危险程度与破损的血管口径和出血速度有关，如颈动脉、肱动脉等大血管破裂出血，可在数分钟内死亡。因此，在现场采取及时、有效的止血措施是挽救生命最重要的环节。

★ 出血的类型

按损伤的血管分类，可分为毛细血管出血、静脉出血、动脉出血。三者的区别如下表所示：

血管类别	血液颜色	出血表现	危险性
毛细血管出血	鲜红	血液从创面呈点状或片状渗出	几乎无危险
静脉出血	暗红	血液从伤口持续涌出	危险性小，但大静脉出血也很危险
动脉出血	鲜红	血液从伤口呈搏动状喷射而出	危险性大

按出血部位分类，可以分为皮下出血、内出血、外出血三种，此部分主要讨论外出血。三者的区别如下表所示：

出血类别	特点
皮下出血	外力作用于身体，血液从破损的血管内渗出到血管外面，皮肤、黏膜并未破损，身体表面无血液，可以看到皮肤青紫。
内出血	血液从血管或心脏内流出至组织间隙或体腔内，未通过受损的皮肤、黏膜流出至体表。
外出血	血液通过受损的皮肤、黏膜流至体外。

★ 止血的方法

（1）直接按压止血法。

直接按压止血法是最直接、最常用，也是最简单的止血方法。此方法适用于小动脉、静脉、毛细血管的出血。伤口覆盖敷料、手帕等材料后，以手指或手掌直接用力压迫，一般压迫数分钟，出血往往可以停止，然后加压包扎。

（2）加压包扎止血法。

在出血的伤口处加一纱布卷、无菌敷料或三角巾等，然后再适当加压包扎，常用于一般伤口出血，并注意松紧程度，紧急时可用非医用材料如清洁的毛巾、手帕、消毒的餐巾等替代。

注意事项：

①开放性骨折伴出血时，不可将外露骨段回纳。

②不可在伤口上加压打结。

③不宜加压包扎过紧，以防组织缺血坏死。

（3）填塞止血法。

对于深部伤口出血，如肌肉、骨端等，应尽可能选用大块纱条、绷带等无菌敷料填充其中，以达到止血目的。此方法适用于腋窝、宫腔、腹股沟出血以及贯通伤等。

（4）指压动脉止血法。

当出血点无法按压或效果不佳，可压迫相应的动脉以达到止血目的（常见出血部位与压迫动脉位置对应情况见下表）。此法不能达到完全止血，且对救护人员的医学知识要求较高，故只能临时应用，应尽快转送到医院由专业医护人员进行处理。

常见出血部位和对应压迫动脉位置表

常见出血部位	对应压迫动脉位置
头面部出血	可用手指压迫耳朵中央前方的颞浅动脉以及下颌角和下巴连线中点的面动脉处。
颈部出血	用拇指压迫气管外侧剧烈搏动的颈动脉，此法仅用于非常紧急的情况，压迫时间不宜过长，更不能同时压迫两侧颈动脉。
上肢出血	用手指压迫腋窝处搏动剧烈的腋动脉，以及肘窝前方内侧的肱动脉处。

常见出血部位	对应压迫动脉位置
手掌、手背出血	用手指分别压迫手腕尺动脉和桡动脉搏动处。
手指或脚趾出血	用拇指、食指分别压迫手指或脚趾两侧的动脉。
下肢出血	用拇指或掌根压迫大腿根部搏动的股动脉，以及压迫膝盖后方腘窝处的腘动脉。

（5）止血带止血法。

止血带止血法主要是用橡皮管或胶管止血带将血管压瘪达到止血的目的。平时生活中具有弹性的棉绳、橡皮带、运动鞋带等都可作为临时止血带应用。此种方法能有效地控制四肢出血，但损伤最大，若非迫不得已，应尽量少用。

使用止血带的注意事项：

①扎止血带时间越短越好，一般不超过1小时，如必须延长则应每隔1小时放松1~2分钟，在放松止血带期间需用指压法临时止血。在松止血带时，不应突然完全放松，应缓慢放松，以便观察是否仍有出血。

②在止血带敷扎处使用柔软衬垫以防皮肤勒伤，同时必须做出显著标志，注明止血时间，并优先转送及进行进一步处置。

③敷扎部位原则是尽量靠近伤口以减少缺血范围，敷扎止血带应松紧适宜，以出血停止、远端摸不到动脉搏动为准。

④前臂和小腿一般不适用止血带，禁止使用非弹性的绳索、电线、铁丝等。

外伤包扎法

　　发生外伤后，及时妥善地包扎，可以起到压迫止血、减少感染、保护伤口、减少疼痛、固定骨折等作用。常用的包扎物品有绷带、三角巾等，在急救现场可就地取材，如干净的围巾、毛巾、衣裤的袖管、手帕、枕巾、床单等。

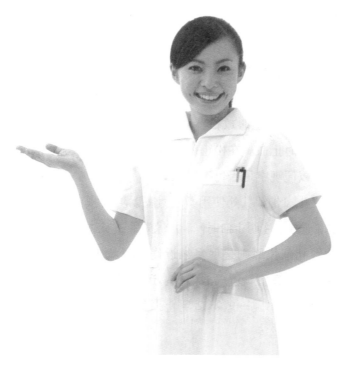

★ 包扎原则

（1）动作尽量轻巧准确，包扎松紧适度。

（2）不可用手触摸伤口及敷料与伤口接触的内侧。

（3）切勿用水清洗伤口（化学伤除外），不要在伤口上用消毒剂或消炎粉。

（4）不对嵌有异物或骨折断端外露的伤口直接包扎。

（5）包扎四肢时应露出手指、足趾末端，以便检查皮肤颜色，防止包扎过紧，影响血流。

★ 绷带包扎法

由于绷带用于胸、腹、臂、会阴等部位效果不好，容易脱落，所以绷带包扎一般用于四肢和头部伤。包扎四肢时，要尽量露出手指尖或脚趾尖，以便观察血液循环情况。

头部绷带十字交叉法：首先用敷料压迫出血点进行止血处理，随后绷带沿额部包扎数圈，将敷料固定在绷带下，在颞侧太阳穴处将反折成90°角，沿下颌和头顶环形包扎，最后固定。

四肢绷带螺旋包扎法：首先在出血点处压迫止血，并用绷带将敷料固定在患处，随后逐渐环绕包扎，最后固定。

★ 三角巾包扎法

三角巾制作简单、方便，分为普通三角巾和带形、燕尾式三角巾，包扎时操作简捷，且几乎适用于全身各个部位。

（1）头面部三角巾包扎法。

三角巾帽式包扎法：先用无菌纱布覆盖伤口，然后用三角巾底边的正中点放在伤员眉间上部，顶角经头顶拉到脑后枕部，再将两底角在枕部交叉返回到额部中央打结，最后拉紧顶角并反折塞到枕部交叉处。

三角巾面具式包扎法：适用于面部较大范围的伤口，如面部烧伤或较广泛的软组织伤。方法是把三角巾一折为二，顶角打结放在头顶正中，两手拉出底角罩住面部，然后两底角拉向枕部交叉，最后在前额部打结。在眼、鼻、口部提起三角巾剪成小孔。

（2）胸背部三角巾包扎法。

三角巾底边向下，绕过胸部以后在背后打结，其顶角放在伤侧肩上，系带穿过三角巾底边并打结固定。如为背部受伤，包扎方向相同，只要在前后面交换位置即可。

（3）肩部三角巾包扎法。

先将三角巾放在伤侧肩上，顶角朝上，两底角拉至对侧腋下打结，然后急救者一手持三角巾底边中点，另一手持顶角，将三角巾提起拉紧，再将三角巾底边中点由前向下、向肩后包绕，最后顶角与三角巾底边中点于腋窝处打结固定。

（4）下腹及会阴部三角巾包扎法。

将三角巾底边包绕腰部打结，顶角兜住会阴部，在臀部打结。

（5）残肢三角巾包扎法。

残肢先用无菌纱布包裹，将三角巾铺平，残肢放在三角巾上，使其对着顶角，将顶角反折覆盖残肢，再将三角巾底角交叉，绕肢打结。

★ 几种特殊情况包扎法

（1）腹部内脏脱出。

腹部外伤有内脏脱出时，不要回纳，以湿润盐水纱布覆盖后，再扣上无菌换药碗或盆等，以阻止肠管等内脏进一步脱出，然后再进行包扎固定。如果脱出的肠管已破裂，则直接用肠钳将穿孔破裂处钳夹后一起包裹在敷料内。

（2）开放性颅脑伤。

颅脑伤有脑组织膨出时，不要随意回纳，以湿润盐水纱布或敷料覆盖后，再扣以无菌或清洁换药碗，以阻止脑组织进一步脱出，然后再进行包扎固定。同时将伤员取侧卧位，并清除其口腔内的分泌物、黏液或血块，保持呼吸道通畅。

（3）异物插入眼球。

严禁将异物从眼球拔出，最好用一只纸杯先固定异物，然后用无菌敷料卷围住，再用绷带包扎。

（4）异物插入体内。

刺入体内的刀或异物不能立即拔出，以免引起大出血。应用大块敷料支撑异物，然后用绷带固定敷料以控制出血。在转运途中，需小心保护，并避免移动。

 骨折的固定

骨折是由于直接或间接暴力作用于骨骼，使之发生断裂，是常见的外伤。骨折时，皮肤、黏膜未被穿破，不与外界相通的，叫闭合性骨折；皮肤、黏膜被穿破，与外界或空腔脏器相通的，叫开放性骨折。骨折的主要症状为受伤部位剧痛、肿胀、畸形，伤肢活动受限制，但骨折处可有异常活动。

★骨折的判断

（1）受伤的肢体出现缩短、扭转、弯曲等畸形。

（2）肢体没有关节的部位出现不正常的活动。

（3）骨折处疼痛、肿胀、淤血，受伤肢体不能活动。

（4）严重的骨折会出现大出血，甚至会使人休克。

以上表现不一定同时出现，如果怀疑患者骨折，应按骨折对待，除非现场环境对伤者或救护者有生命威胁，否则不要贸然移动患者及其受伤肢体，更不可盲目将骨折部位复位。尽量在现场及时对患者给予舒适的体位，制止活动，以减轻其疼痛并防止伤情加重，立即拨打急救电话，等待救援人员到来。

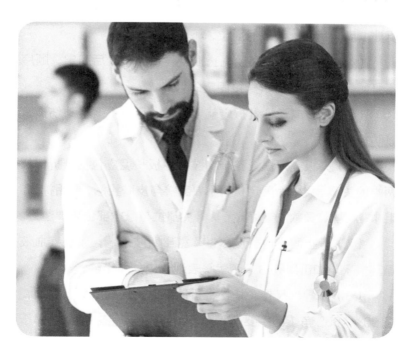

★ 骨折固定的原则

（1）遵循先救命、后治伤的原则，如心跳、呼吸已停止，应立即进行心肺复苏，如有大血管破裂出血，应同时采取有效的止血措施。

（2）骨折断端暴露，不要拉动，不要送回伤口内。固定伤肢后，如可能应将伤肢抬高。

（3）先固定骨折的上端，再固定下端，绷带不要系在骨折处。固定后，上肢取屈肘位，下肢取伸直位。

（4）开放性骨折必须先止血、再包扎、最后固定，顺序不可颠倒；闭合性骨折直接固定即可。

（5）下肢或脊柱骨折应就地固定，尽量不要移动伤员，以防加重损伤。

（6）夹板必须扶托整个伤肢，甲板长度应包括骨折部位两端的关节。夹板等固定材料不要直接与皮肤接触，要用棉垫、毛巾、衣物等柔软物垫好，尤其骨突部位与悬空部位更要垫好。

（7）骨折固定时，应尽量暴露出四肢末端，以观察血液循环情况。如出现苍白、青紫等表现，应立即松解。

（8）肱骨、尺骨、桡骨骨折固定时，应使肘关节屈曲，呈80°~85°角（即手要高于肘），再用悬臂带将前臂悬吊于胸前；股骨、胫骨、腓骨骨折固定时，应使膝关节伸直。

★ 各部位骨折的固定法

（1）上臂（肱骨）骨折的固定。

将两块夹板分别放在小臂内、外两侧，用绷带或三角巾固定夹板的近、远两端，再用小悬臂带将前臂悬吊于胸前，使肘关节弯曲，以限制肘关节活动，再用制动带防止肩关节活动。

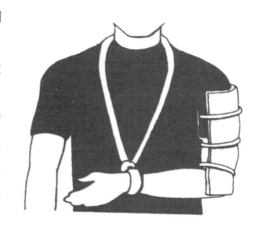

（2）前臂（尺骨、桡骨）和腕关节骨折的固定。

轻轻弯曲患者伤侧肘关节，将受伤的前臂和手腕置于胸前，掌心向胸口；在伤侧胸部和前臂或手腕之间垫上布垫，用三角巾或绷带将伤侧前臂悬挂固定；再用一条三角巾或绷带围绕患者胸部扎紧伤肢固定。

（3）骨盆骨折的固定。

扶患者仰卧、屈膝，膝下垫上枕头或衣物；用三角巾或宽布带围绕患者臀部和骨盆，适当加压，包扎固定；用三角巾或布带缠绕患者双膝固定；尽量不要移动患者，直到救护车到来。

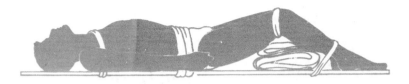

（4）下颌骨骨折的固定。

将三角巾折叠成一掌宽的条带状，再将条带的 1/3 与 2/3 交界处置于下颏部位，兜住两侧下颌，分别盖住双耳，通过头顶正中部位，并在一侧耳上旋转、交叉，然后再从两眉上通过，两底角在对侧相遇、打结。

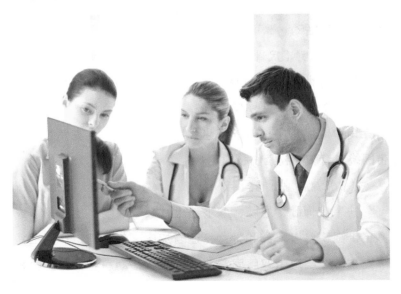

伤者的转运

　　伤者转运是现场急救的最后一个环节。正确及时的转运可能挽救伤者的生命；不正确的转运可能导致在此之前的现场急救措施前功尽弃。

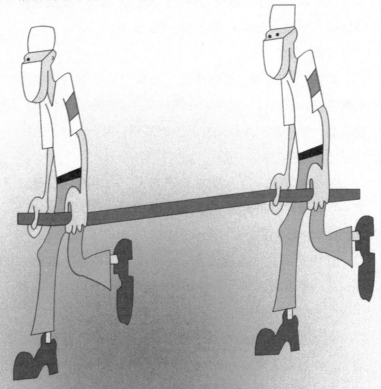

★ 普通伤者的转运（不适合骨折、脊柱损伤者）

（1）扶行法。

技巧：救护人员站在伤员身体一侧，将其靠近自己一侧的上肢绕过自己颈部，搭在肩上，救护人员握住伤员的手，另一手扶伤病员腰部，然后与伤员一起缓慢移动。此法适用于病情较轻、在他人帮助下能自己行走的患者。

（2）背负法。

救护人员下蹲，将伤病员上肢拉向自己胸前，使伤病员前胸紧贴自己后背，双手放在伤病员的大腿中部，使其大腿向前弯曲，然后救护人员站立后，上身稍前倾行走。

（3）手托法。

将伤病员的一上肢搭在自己肩上，一手扶住伤员腋下，另一手臂放在伤员大腿下面，将其抱起。

（4）肩扛法。

让伤员趴在抢救者肩部，一手抓住伤员靠近自己一侧的手，另一手臂插入伤员两腿之间，抱住伤员大腿，扛起前行。

（5）双人搭椅法。

两名救护人员相对立于患者两侧，伤员的双臂搭在两人肩上，然后两人弯腰，各以一手伸入伤员大腿下方握住对方手腕，另一手彼此交替扶持伤员背部，将伤员托起前行。此法适用于意识清楚的体弱者。

（6）双人拉车式搬运法。

两名抢救者，一人在伤员背后，两臂穿过伤员腋下，环抱胸部，另一人面向前，身体位于伤员两腿之间，抬起伤员两腿。两名抢救者一前一后行走。此法适用于意识不清者。

（7）床单、被褥等搬运。

取一条牢固的床单或被褥，平铺在床上，将伤病员轻轻地搬到上面。搬运者面对面抓紧被单两角，脚前头后（上楼则相反），缓慢移动，搬运时有人托腰更好。此方法适用于过道狭窄、空间狭小的区域。需要注意的是，此种搬运方式容易造成伤病员肢体弯曲，因此，胸部创伤、四肢骨折、脊柱损伤以及呼吸困难的伤病员不可使用此方法。

（8）椅子搬运。

让伤病员坐在椅子上，并用宽布带将其固定在椅背上，两名救护人员一人抓住椅背，另一人抓住椅子腿，搬运时以45°角向椅背方向倾斜，缓慢前行。此方法适用于过道狭窄、空间狭小的区域。但是，失去知觉的伤病员不宜使用此法搬运。

★ 特殊伤者的转运

（1）脊柱损伤者。

对于怀疑有脊柱损伤的伤者，尽量不移动。必须搬动时，严禁背、抱或两人搬运的方式移动伤者。运送时应使用硬质担架。有颈椎损伤的伤者，搬运过程中必须固定头部，例如在颈部及头部两侧放置沙袋、书等物品进行固定，防止头颈部左右旋转。

（2）昏迷伤者。

在转运昏迷的伤者过程中，最为重要的是保持伤者的呼吸道通畅。方法是使患者侧卧或仰卧，头转向一侧，随时注意观察伤者。如果伤者出现呕吐，应及时清除其口腔内的呕吐物，以防窒息。

（3）使用止血带的伤者。

对于使用止血带的伤者，必须在明显部位注明使用止血带的时间。如无条件，需向参与转运者和交接伤员的人员说明止血带使用的时间。

Part3

危急重症的急救自救

　　面对重大疾病的突袭，需要掌握一定的科学急救知识。这样，在急救车赶来之前，对病人进行及时正确的处理，可能会避免病情的进一步恶化，从而挽救病人的生命和减少伤残。

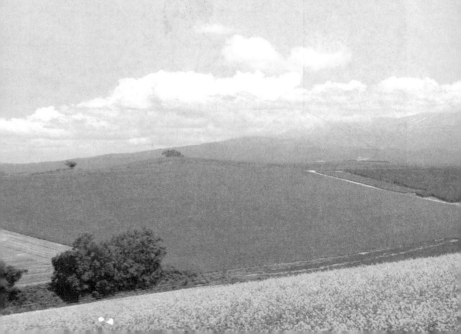

心绞痛

心绞痛是冠心病的一种常见类型，是一时性心脏供血不足引起的。心绞痛是由向心脏供血的冠状动脉变窄或发生痉挛，引起心肌缺血而致痛。

心绞痛发作时人会突然出现胸闷、气短、胸骨后疼痛，有压迫、发闷或紧缩感，有时有烧灼痛，有时疼痛还放射到左肩、左臂内侧或达手指、下颌、颈部等处，多在从事较强体力活动时发生，一般休息 3~5 分钟可缓解。

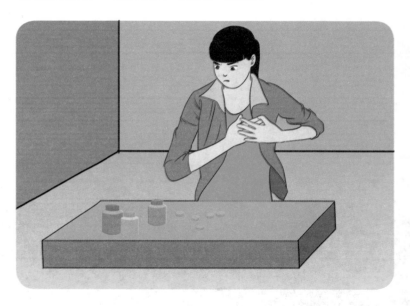

胸部中间有揪紧般的疼痛。

疼痛扩散到左臂或双臂，穿过背部，上蹿到下颌。

感觉筋疲力尽。

呼吸困难。

面色发白，嘴唇发紫。

（1）就地采取坐位或半卧位、卧位休息，切勿活动，以免加重病情。

（2）舌下含服硝酸甘油一片。在血压不低于平时水平的前提下，此药 1~2 分钟起作用，半小时后作用消失。90% 的患者服用硝酸甘油有效，且多在 3 分钟内生效。如果没有效果，可以再服一次，血压低者不能服用硝酸甘油。

（3）疼痛缓解后，继续休息一段时间后再活动。

（4）如果疼痛持续不能缓解，应及时拨打急救电话 120。

（1）硝酸甘油是缓解心绞痛的首选药物，但不可滥用。

当发生胸痛时，如果血压偏低，收缩压（高压）低于100毫米汞柱，是不能服用硝酸甘油的。因为硝酸甘油有扩张血管的作用，可以使血压进一步下降，使得冠状动脉的血流灌注压下降，从而加重心肌缺血。如果发生了急性心肌梗死，往往伴有低血压甚至休克，如再用硝酸甘油，可使血压进一步下降，甚至危及生命。因此，急性心肌梗死的病人服用硝酸甘油是有危险性的。

（2）硝酸甘油应舌下含服而不是咽下，最好坐位服用。

（3）应随身携带硝酸甘油的患者：已经诊断为冠心病或慢性心力衰竭的患者。包括曾经患心肌梗死的患者、曾经发作心绞痛的患者以及经冠状动脉造影检查、核素心肌显像检查、心脏CT冠状动脉重建等检查确诊冠心病的患者。

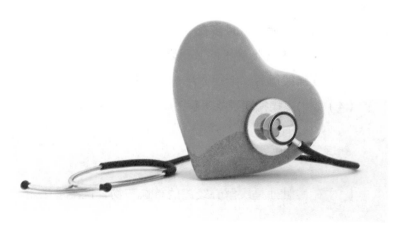

急性心肌梗死

急性心肌梗死是由冠状动脉严重阻塞或痉挛，使相应的心肌急性缺血所致。急性心肌梗死的患者可有心绞痛的病史。

★ 发病先兆

急性心肌梗死患者发病前常有先兆，主要表现为胸闷或胸痛较前加重，也可能在起病前1~2周出现新发生的心绞痛。当有下列情况出现时，应高度怀疑急性心肌梗死的可能。

（1）原来稳定型或初发型心绞痛患者运动耐量突然下降。

（2）心绞痛发作的频度、严重程度及持续时间增加，或无明显的发作诱因，或以往有效的硝酸甘油剂量变为无效。

（3）心绞痛发作时出现新的表现，如恶心、呕吐、出汗，疼痛放射到新的部位，出现心功能不全或心律失常。

（4）心电图出现新的变化。

典型的心肌梗死疼痛位于胸骨后直到咽部或在心前区，向左肩、左臂放射，疼痛有时在上腹部，常憋闷不适或伴有恶心、呕吐，为绞榨样或压迫性疼痛并伴有烦躁不安、出汗、恐惧或有濒死感。这些症状都可能提示急性心肌梗死的发生。

★ 急救处理

（1）立刻让患者就地休息，采取与救护心绞痛患者相同的措施，并尽快拨打急救电话 120。

（2）密切观察患者的呼吸、脉搏和意识。

（3）有条件的可吸氧，以增加心肌供氧量。

（4）如果高度怀疑是急性心肌梗死，则不宜含服硝酸甘油，硝酸甘油对急性心肌梗死没有治疗作用，甚至在某些情况下加重病情。可酌情选用阿司匹林 100~300 毫克嚼服，该药有抗凝作用，可以防止血栓扩大，预防新的血栓形成。

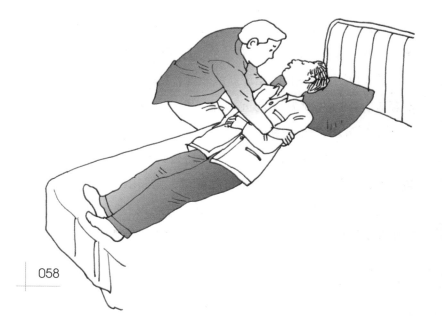

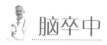

脑卒中

　　脑卒中俗称脑中风，是因脑血液循环发生障碍而引起的，又称脑血管意外，是指脑血管疾病的患者，因各种诱发因素引起脑动脉狭窄、闭塞或破裂而造成急性脑血液循环障碍，临床上表现为一次性或永久性脑功能障碍的症状和体征。脑卒中分为缺血性脑卒中和出血性脑卒中。这两种情况的症状类似，紧急处理的方法也一样。

　　缺血性脑卒中大约占所有脑卒中的 80%，是指局部脑组织因血液循环障碍，缺血、缺氧而发生的软化坏死。主要是由于供应脑部血液的动脉出现粥样硬化和血栓形成，使管腔狭窄甚至闭塞，导致局灶性急性脑供血不足而发病；也有因异常物体（固体、液体、气体）沿着血液循环进入脑动脉或供应脑血液循环的颈部动脉，造成血流阻断血流量骤减而产生相应支配区域脑组织软化坏死者。前者称为动脉硬化性血栓形成性脑梗死，后者称为脑栓塞。

　　出血性脑卒中分为两种亚型：颅内出血和蛛网膜下腔出血。出血量决定了脑卒中的严重程度。

　　脑卒中会对大脑组织造成突发性损坏，通常发生在向大脑输送氧气和其他营养物质的血管爆裂之时，或发生在血管被血凝块或其他颗粒物质阻塞之时。如果神经细胞缺乏足够的氧气供给，几分钟内就会死亡，受这些神经细胞控制的身体也会随之失去功能。由于死亡的细胞无法替换，因此脑卒中造成的后果通常是永久的。

脑卒中的发病与环境、饮食习惯、气候等因素有关，常见的脑卒中危险因素有：

高血压：无论是出血性中风还是缺血性中风，高血压是最主要的独立危险因素，所以要通过降压药、低盐饮食等将血压逐渐降至 140/90 毫米汞柱以下。

糖尿病：通过控制饮食、降糖药，将血糖降至 3.9~6.1mmol/L 正常范围。

心脏病：如风湿性心脏病、冠状动脉粥样硬化性心脏病，尤其是心房颤动易引起栓子脱落造成脑栓塞。

血脂代谢紊乱：极低密度脂蛋白、低密度脂蛋白是引起动脉粥样硬化的最主要脂蛋白，高密度脂蛋白是抗动脉硬化脂蛋白。

★ 发病先兆

在脑卒中发生前两周左右，有一些发作前兆，常见症状如下：

（1）头晕，特别是突然感到眩晕。

（2）肢体麻木，突然感到一侧面部或手脚麻木，有的为舌头、嘴唇麻木。

（3）暂时性吐字不清或讲话含糊。

（4）肢体无力或活动困难。

（5）严重头痛。

（6）不明原因突然跌倒或晕倒。

（7）短暂意识丧失或个性和智力的突然变化。

（8）全身明显乏力，肢体软弱无力。

（9）恶心、呕吐或血压波动。

（10）整天昏昏欲睡，处于嗜睡状态。

（11）一侧或某一侧肢体不自主地抽动。

（12）双眼突然看不清眼前的事物。

★ 判断

（1）症状突然发生。

（2）一侧肢体（伴有或不伴有面部）无力、笨拙、沉重或麻木。

（3）一侧面部麻木或口角歪斜。

（4）言语不清或理解语言困难。

★ 急救处理

（1）第一时间拨打急救电话。

（2）安静卧床，松开领口，保持呼吸道畅通，用冰袋或冷毛巾敷在患者前额，以利于止血和降低颅内压。

（3）切勿随意搬动或颠簸患者，如需要搬动，应保持患者的头高脚低位，以减少头部血管的压力。

（4）如果患者意识清醒，让其半卧或平卧休息。如果患者意识丧失，可将其摆放成侧卧位，头稍后仰，以保持呼吸道畅通。

（5）取出患者的假牙，及时清理其口中的呕吐物。

（6）密切关注患者的意识、血压、呼吸和脉搏，不要给患者进食、喂水。

 晕厥

晕厥也称昏厥，是因各种原因导致的短暂性、广泛性脑缺血或缺氧而引起，表现为一种突发性、一过性的意识丧失而跌倒，并多在数秒至数分钟内自行清醒。如果病人不能被叫醒，或短时间内不能清醒为昏迷。

★ 发病先兆

晕厥发生时，往往先觉得头重脚轻、头晕、眼前发黑，继而出现面色苍白、大汗淋漓等症状。多数病人取蹲位、坐位或卧位，片刻后缓解。有的病人此过程进展很快，病人来不及采取措施，已意识丧失、跌倒在地，严重者可有大小便失禁，甚至面部和肢体肌肉有抽动，脉搏微弱。

★ 急救措施

（1）立即采取平卧位，可将双下肢垫高超过胸部，有利于改善脑部的血液供应。

（2）立即确定气道是否通畅，并检查呼吸和脉搏。

（3）解开较紧的衣领、裤带，以免影响呼吸；如果在室内，应打开窗户通风，使其呼吸通畅。

（4）如果是因低血糖造成的晕厥，等意识清醒后，可给予糖水、食物，一般很快可好转。低血糖较严重、处于昏迷状态的，应取稳定侧卧位，不要喂水、喂食物、喂药等，以防发生窒息。同时，拨打急救电话120。

（5）如果有急性出血或严重的心率失常的表现，如心率过快或心率过慢，或反复发生晕厥或一次晕厥时间超过10分钟的病人，应立即拨打急救电话120，到医院查清晕厥的原因，并进行积极治疗。

（6）对因发生晕厥而跌倒的病人，还应仔细检查有无摔伤等情况。如发生出血、骨折等情况，应做相应处理。

（7）即使症状完全缓解，也应尽早送医，查清晕厥的原因。

★ 注意事项

一旦发现病人有头晕、恶心等晕厥前兆，应立即扶护病人躺下，以免摔伤。

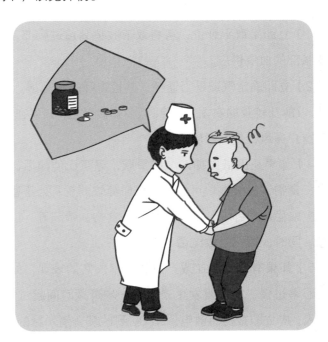

昏迷

昏迷是由于高级中枢神经结构与功能活动受损后，导致了严重持续的意识障碍，大声喊叫或摇动均不能使其醒来，但生命体征存在。

引起昏迷的原因有神经系统疾病、脑部疾病、代谢中毒性疾病、中毒等。其特点是起病急、进展快，常危及患者生命或造成残疾。

★ 判断

判断昏迷很简单，病人表现为突然晕倒，意识丧失、呼之不应、推之不醒，但呼吸、心跳依然存在。

★ 急救处理

无论引起昏迷的原因是否清楚，均需做如下紧急处理措施：

（1）让患者保持安静，绝对卧床。

（2）采取稳定侧卧位。采用仰头举颏法打开病人呼吸道，使舌根上举，呼吸道通畅。如果口腔内有呕吐物、分泌物，要及时清理；如有活动假牙，应立即取出；不要喂水、喂药，以防发生窒息。

（3）对伴有躁动不安或抽搐的病人，应加强保护，防止发生其他意外。

（4）一旦呼吸、心跳停止，立即进行心肺复苏。

（5）在现场急救的同时，拨打急救电话120。

★注意事项

（1）不可拍打、摇晃病人头部，避免引起头部震荡的任何行为。

（2）不随意翻转、搬运病人。

（3）不用高枕，以免阻塞呼吸道而发生窒息。

 休克

休克是指受到各种外来或内在的有害因素的强烈侵袭后，迅速引起内分泌、神经、循环和代谢等一系列功能障碍，尤其是有效循环血量绝对减少或相对不足，使重要器官得不到足够的血液灌注而造成的综合病症。

引起休克的病因有很多，如急性大出血、急性心肌梗死、严重感染、药物过敏等。休克是严重疾病的表现，是病情危重、凶险的信号之一，如不及时抢救可迅速危及病人的生命。

★ 判断

休克的发病过程可简单分为休克早期和休克期，如果能早期发现患者休克，往往能救病人一命。

休克早期的症状：病人神志清醒，但烦躁不安，焦虑或激动；面色及皮肤苍白；口唇及甲床略带青紫色；出冷汗，肢体湿冷；伴有恶心、呕吐；心跳加快，脉搏尚有力。

有以血压下降和周围循环障碍为特征的表现，如意识改变，表情淡漠，烦躁不安，反应迟钝；面色苍白，四肢湿冷；呼吸急促，脉搏细弱、增快或触摸不到，血压下降或测不到；少尿或无尿等。严重的休克可迅速危及生命。

★ 急救处理

（1）如果为出血性休克，应立即采取有效的止血措施。

（2）取平卧位，将双下肢垫高超过胸部，以增加脑部的血液供应。如果病人呼吸困难，根据情况可先将头部和躯干略抬高，以利于呼吸。

（3）确保气道畅通，防止发生窒息。可把颈部垫高，下颌托起，使头部后仰。同时，将病人的头部偏向一侧，以防呕吐物吸入气道造成窒息。

（4）有条件可给予吸氧。

（5）尽快拨打急救电话120，在等待过程中，监测并记录血压。

★ 注意事项

（1）不要轻易搬动病人，必须搬动时，动作应轻柔。

（2）保持周围空气流通。

（3）休克病人体温降低，怕冷，应注意保暖。但感染性休克常伴有高热，应予以降温，可在颈部、腹股沟等处放置冰袋，或用酒精擦身。

 咯血

咯血是指喉咙以下的呼吸器官出血，经咳嗽从口中排出。出血颜色鲜红，含有泡沫或者混着痰液，前期可能是比较纯的血，后期咯出的可能是暗红色血块。大咯血时，血液或血块可堵塞气管或支气管，从而引起窒息而死亡。

咯血可分为痰中带血、少量咯血（每日咯血量少于100毫升）、中等量咯血（每日咯血量100~500毫升）和大咯血（每日咯血量超过500毫升）。

咯血是常见急症，病因复杂，病情多变，严重者威胁病人生命，应尽快找出病因，明确出血部位。

★急救处理

（1）拨打急救电话120。

（2）静卧，鼓励患者放松身心，消除紧张和忧虑的心理，保持有效的咳嗽。

（3）对中量咯血者，应定时测量血压、脉搏、呼吸。

（4）大咯血易造成窒息，一定鼓励患者将血吐出，以免血块堵住气管。

★注意事项

咯血时，切不可屏住咳嗽不让血咳出来，因为当气管、肺内的积血超过150毫升时即可危及生命。因此，应适度咳嗽以便排清积血。但不可过度用力咳嗽，否则会因用力过度导致气管、肺内大血管破裂，造成更多的出血。

 呕血

呕血是指消化道内血液经口腔呕出，一般是由上消化道疾病（食管、胃、十二指肠、肝、胆、胰疾病）或全身性疾病所致的上消化道出血，血液经口腔呕出。

★ 急救处理

（1）呕血症状一旦出现，首先应仔细确认是否是呕血，注意呕出物的性状，估算出血量，并拨打急救电话120。

（2）让患者静卧，可在脚部垫上枕头，与床面呈30°角，有利于下肢血液回流至心脏，首先保证大脑的血液供应。

（3）消除其紧张情绪，注意保暖。

（4）将病人的头部偏向一侧，以免呕血时呕吐物误入气管。

（5）粗略估算呕血总量，呕吐物或粪便要暂时保留，以便就医时化验。

（6）密切观测病人的意识、呼吸、脉搏等情况。

（7）呕血时不可饮水，可口含冰块，并用冷水袋敷在上腹。

★ 注意事项

与咯血不同的是，呕血常混有食物、胃液，易凝成块状，血液呈咖啡色或暗红色，呕血数天后常排黑便，病人常有胃病或肝病史。

癫痫大发作

癫痫大发作是指大脑细胞反复异常放电，致使暂时性中枢神经系统功能紊乱，主要表现为意识丧失、全身抽搐。如果每次癫痫大发作持续 30 分钟以上或两次发作的间歇期意识不恢复者，称为癫痫连续状态。

癫痫的发病原因有很多，既有脑部病灶或弥漫性的病变，也有全身性的代谢中毒，还有一些起因至今不明。在常见的发病原因中，以脑外伤、脑肿瘤、脑血管疾病、颅内感染等尤为严重。

★ 判断

突然意识丧失，跌倒在地，全身强制性抽搐，头向后仰，上肢屈曲或伸直，握拳、拇指内收，下肢伸直，足外翻。同时面部青紫，口吐白沫，眼球固定，瞳孔散大，心率增快，血压增高，还可出现尿失禁及舌咬伤。发作连续不断，间歇期也不清醒。

★ 急救处理

（1）癫痫突然发作时，周围的人应尽量抱住病人，慢慢放倒在地，以免摔伤。

（2）尽快移开患者周围有危险的物品。

（3）松开病人的衣领、领带、裤带等。

（4）发作缓解后，患者常转入昏睡，这时应将患者摆成稳定侧卧位，以保持呼吸道畅通，便于呕吐物排出。

（5）急救的同时拨打急救电话120。

★ 注意事项

（1）癫痫大发作时，为避免病人再受刺激，不要采用针扎、指掐人中穴的抢救方法，更不能用凉水浇病人。

（2）不要按住病人，病人抽搐时力量较大，用力按住病人，可能会造成肌肉拉伤或骨折。

 急性腹痛

急性腹痛是指较短时间内出现的、突然发作的腹部疼痛，是临床上最常见的急症之一，具有起病急、病因不明、病情多变的特点，如果得不到及时处理，可在短期内危及生命。急性腹痛多由腹部脏器疾病引起，但胸部和全身性疾病也可引起腹痛。

（1）解开患者的紧身衣物，让患者卧床休息，取俯卧位可使其疼痛减轻，也可用双手适当压迫腹部使疼痛缓解。

（2）如果是暴饮暴食所引起的急性腹痛，可用桐油按摩腹部，能起到一定的止痛效果。

（3）如果患者为小儿，急性腹痛多为肠痉挛引起的阵发性腹痛。通常，暴饮暴食、生冷食品摄入过多、食物中含糖量过高而引起肠内积气等以及气候变化都能引起肠痉挛。小儿发生肠痉挛，用热水袋焐腹部可缓解疼痛。

（4）适当给予解痉药物，如阿托品、维生素 K3，可暂时缓解疼痛。

（5）腹痛剧烈且伴有呕吐、高热、血便时，应及时拨打急救电话 120 或到医院治疗。

★ 注意事项

（1）不论任何原因引起的急性腹痛，发作时都要禁食、禁饮。所以，不要让患者吃东西、喝水。

（2）发生急性腹痛，在没有确诊之前，不要用止痛药。如果服用了止痛药后，腹痛消失就会掩盖真实病情，从而造成误诊、漏诊，延误抢救时机。

支气管哮喘

支气管哮喘是机体由于外在或内在的过敏原或非过敏原等因素，通过神经、体液而导致气道反应性增高，以致支气管痉挛、不同程度阻塞的变态反应性疾病，就是通常说的哮喘。

多在初春、深秋及气温变化明显时发病，也可因接触过敏原（如尘土、花粉、药物等）引起。哮喘发作时表现为流鼻涕、咳嗽等，继而声音嘶哑，吸气尤其费力，有哮鸣音。严重时患者口唇青紫，烦躁不安。

★ 判断

早期可出现咽痒、干咳等前兆，随后多突然发生呼吸困难，尤其呼气费力，呼气性呼吸困难是支气管哮喘的特征性表现。病人被迫端坐，烦躁不安、口唇青紫，有窒息感，不用听诊器，也可以听到明显的哮鸣音，伴有心率增快。严重时呼吸抑制、哮鸣音减弱或消失、血压下降、意识丧失，甚至迅即死亡。哮喘超过 12 小时，则称"哮喘持续状态"。

★ 急救处理

（1）开窗换气，保持空气清新。如果患者还在致敏的环境内，应尽早使其离开。

（2）让患者保持舒适的坐姿，身体微向前倾，靠在手肘或手臂上；不要躺下，有条件的可给患者吸氧。

（3）帮助患者用常备药物，如气喘喷雾剂等治疗。

（4）支气管哮喘有时非常凶险，也是猝死的重要原因。如果呼吸困难未能缓解，应尽早拨打急救电话120。

（5）一旦发生呼吸、心跳骤停，立即做心肺复苏。

★ 注意事项

有支气管哮喘史的病人，在春季温度变化大、风多、空中漂浮物多的时节，应减少室外活动。在室外活动时，要注意戴口罩，以减少空气中漂浮物的吸入。

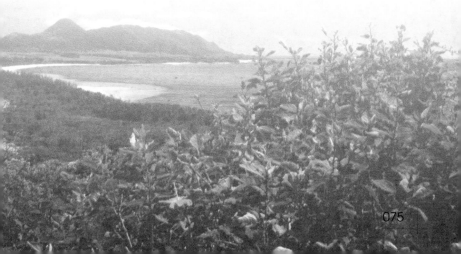

Part4

生活意外的急救自救

    生活中，常会遇到各种各样的意外，如果不知道如何处理或处理方法不当，容易造成不良后果，如鼻出血、鱼刺卡喉、食物中毒等。本章详细讲解了日常生活中较为凶险的常见意外及处理方法，使人们在遇到意外时，能有切实可行的急救方法。

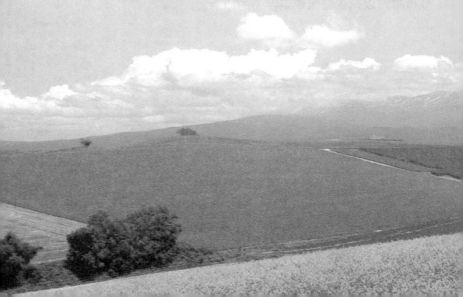

呼吸道异物梗阻

当异物如糖果、药片、花生仁、西瓜子、米粒、葡萄籽等进入呼吸道时，就造成呼吸道异物梗阻。通常，呼吸道异物梗阻由某种疾病（如脑血管病后遗症等）或不良的进食习惯引起。不良进食习惯引起的呼吸道梗阻最为常见。例如，吃饭时说笑，小孩边跑边吃东西都可能造成呼吸道异物梗阻。

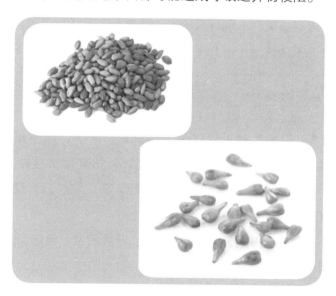

呼吸道部分梗阻危害较小，完全梗阻则危及生命。因此，发生呼吸道异物梗阻必须尽快采取果断、正确的急救措施。

★ **判断**

呼吸道异物梗阻的早期识别是生命抢救成功的关键。

通常，呼吸道异物梗阻的常见表现和症状如下：

轻度梗阻时患者有良好的通气功能，能够有力地咳嗽，咳嗽时可有哮鸣音。

重度梗阻时，患者一般会用拇指和其他手指抓住自己颈部、喉部。此时患者没有良好的通气功能，有微弱无力的咳嗽或完全没有咳嗽，出现呼吸困难、喘息，还可能出现面色、唇色青紫，无法说话（小儿哭不出来）。

★ **急救处理**

（1）如果患者可以呼吸，能说话、咳嗽，应尽量鼓励他咳嗽，并让患者弯腰后，用力拍打背部，协助他将异物排出。千万不要在患者还没有弯腰时就拍打背部，这样只会使异物更加深入。

（2）如果患者不能说话、咳嗽，呼吸困难，但意识清醒，可使用以下几种方法急救：

弯腰拍背法：抢救者在病人一侧，让病人取站立位或坐位，尽量弯腰，施救者用一手拍击病人的背部。这样，利用重力作用和震动作用，就有可能排出气道异物。8岁以上儿童也可采用此法急救。

立位上腹部冲击法：病人取立位，施救者站在病人身后，一腿在前，插入病人两腿之间呈弓步，另一腿向后伸直；双臂环抱病人腰腹部，一手握拳，拳眼置于脐上两横指的上腹部，另一手固定拳头，快速、用力向病人上腹部的后上方冲击，直至气道内异物排出。如果此时异物未排出，并且病人陷入意识丧失状态，则马上采取卧位上腹部冲击法。

立位胸部冲击法（适用于孕妇或肥胖成人）：如果孕妇或肥胖成人发生呼吸道异物梗阻，应采用立位胸部冲击法。病人取立位，施救者站在病人身后，一腿在前，插入病人两腿之间呈弓步，另一腿向后伸直；双臂经病人腋下环抱其胸部，一手握拳，拳眼置于两乳头连线中点处，另一手固定拳头，快速、用力冲击，直至气道内异物排出。

（3）如果患者为成人，并且发生呼吸道异物梗阻时身边无人相救，必须尽快在意识尚清醒时，采用以下方法进行自救：

上腹部倾压椅背法：取立位姿势，头部后仰，使气道变直，然后将上腹部正中靠在椅子背顶端或窗台、桌子边缘，并突然、连续、用力撞击，造成人工咳嗽，排出气道异物。

腹部手拳冲击法：病人一手握拳，置于自己上腹部，相当于脐上两横指处，另一手紧握拳，用力向内、向上做 5 ~ 6 次快速连续冲击。

（4）如果患者已经意识丧失，施救者应采用以下方法急救：

胸部冲击法：病人呈仰卧位，施救者骑跨在病人双腿两侧，一手掌根部位放于病人脐上两横指的位置，另一手重叠其上，连续、快速、有力地向病人后上方冲击，每冲击5次后，检查口腔内是否有异物，如有异物，立即取出。

卧位胸部冲击法（适用于孕妇或肥胖成人）：病人呈仰卧位，施救者跪在病人一侧，一手掌根部位放于病人两乳头中间连线中点位置，另一手重叠其上，双手十指交叉相扣，连续、快速、有力地垂直向下冲击，每冲击5次后，检查口腔内是否有异物，如有异物，立即取出。

（5）如果患者为婴幼儿，应采用以下方法急救：

①将一只胳膊放于自己大腿上，让婴儿俯卧于该胳膊上，同时用该手固定好婴儿头颈部，使其面部朝下，保持头低臀高；用另一手的掌根部位拍击病儿两肩胛骨之间的背部5次，拍击时仅用手腕的力量。此操作可使病儿呼吸道内压力突然升高，有助于异物排出。

②5次拍击后将婴儿翻转成面部朝上，依然保持头低臀高位，检查病儿口中有无异物，如有异物，迅速取出。如没有发现异物，立即用中指、食指连续冲击两乳头中点正下方位置5次，再将婴儿面部朝下，拍击背部5次，如此两种方法交替

进行，直至异物排出。

③有两名施救者时，可1人按照上述方法固定婴儿，另一人负责拍击和观察咽部异物，直至异物排出。

以上诸法，都是现场急救中行之有效的，只要掌握要领，不需特别训练，大都可以成功。如无法顺利排出异物，须尽早拨打急救电话120，并继续进行上述方法，直到专业医生到来。

★ 注意事项

（1）如果患者出现呼吸困难、喘息、咳嗽不止，小儿哭不出来，嘴唇青紫，意识丧失的症状，应立即进行心肺复苏术。

（2）切勿盲目用手指清除喉中的异物，这样做可能将异物推入呼吸道，从而造成进一步的梗阻和损伤。

（3）抢救婴幼儿时，用力不可太猛，以免造成婴幼儿胸腹部损伤。

异物入眼

日常生活中，常发生异物入眼的情况，会立即引起不同程度的眼内异物感、疼痛及反射性流泪，严重的会造成眼球损伤，视功能受损，轻者视力下降，重者会完全丧失视力。

当异物进入眼内，首先要分清异物的种类，然后再进行处理。

★ 急救处理

（1）沙尘、毛发、小昆虫等细小柔软的物体。

①千万不要揉眼睛，许多异物表面不光滑，揉眼睛会加重异物对眼球的损伤。

②闭眼或眨眼数次，让异物随眼泪一起流出。

③上述方法无效时，可在干净的盆中加满水，将面部浸入水中，并在水中眨眼。

上述方法仍无法排出异物时，可用一干净物品，如棉签、手帕等，用以下方法去除异物：

①让患者面向光源坐下，上身稍向后倾，将其下眼睑轻轻向下拉，如果看到异物，可用棉签将其沾挑出来。

②如果没发现异物，可让患者眼睛向下看，然后用食指、拇指捏住上眼睑向上翻，可发现眼睑及眼球上的异物，用棉签等清除即可。

③如果异物刺伤眼睛，可用纱布或手帕遮盖眼睛，送往医院救治。

（2）生石灰类。

①两不要：如果生石灰溅入眼内，千万不要用手揉，更不要直接用水冲洗。因为生石灰遇水生成碱性的熟石灰，同时产生大量热量，会灼伤眼睛。

②用棉签或干净的手绢一角将生石灰拨出，然后再用清水反复冲洗至少 15 分钟，冲洗后还要到医院进一步地检查和治疗。

（3）化学物品类。

①硫酸、烧碱等具有强烈腐蚀性的化学物品进入眼内，易对眼内组织造成严重损伤。现场急救时对眼睛进行及时、规范地冲洗是避免失明的首要保证。

②事故发生时，要立即就近寻找清水冲洗受伤的眼睛，越快越好，早几秒钟和晚几秒钟，其结果会截然不同。

③对于选用的水质不必过分苛求，现场有什么水就用什么水，如凉开水、井水、自来水、河水，哪怕不十分干净的水都可以，绝不能因为寻找干净的水而耽误了时间。就近找到自来水，应将伤眼一侧向下，用食指和拇指扒开眼皮，尽可能使眼中的化学物品全部冲出。如果附近有一盆水，伤员可立即将脸浸入水中，边做睁眼、闭眼运动，边用手指不断开合上下眼睑，同时转动眼球，使眼中的化学物品充分与水接触而稀释，此时救助者可再打来一盆水，以便更换清洗。

④冲洗眼睛的用水量要足够，绝不可因冲洗时感觉难受

半途而废。伤眼冲洗完毕后，还应立即接受眼科医生的检查与处理。

（4）铁屑类。

如果铁屑等异物嵌入组织难以取出，不要勉强擦拭，否则会损伤眼组织，尤其是嵌入眼角膜上的异物绝不可盲目自行剔除，应立即去医院接受眼科医生的治疗。

 鼻腔异物

通常，鼻内异物多发生在 2~4 岁的儿童。儿童会将豆类、纽扣等塞入鼻腔，也有昆虫飞入或爬入鼻道，或进食时将食物呛入鼻内。严重的鼻腔异物会造成鼻中隔穿孔、坏死，更危险的是异物经后鼻腔掉进喉咙、气管，梗阻气管造成窒息。

★急救处理

（1）发现小儿鼻腔内有异物时，切勿紧张急躁，更不能训斥孩子，以免孩子惊慌哭闹将异物吸入呼吸道，造成严重后果。

（2）异物部分暴露于鼻外，可直接取出。

（3）可用手按住无异物一侧鼻翼，然后将嘴闭上用力擤出，可重复 2~3 次。如果不能擤出，应设法劝阻儿童哭闹，改用口呼吸，迅速抱送医院。

★ 注意事项

注意千万不要用手、镊子等夹取异物，以免异物越陷越深，难以取出，也很容易造成孩子鼻腔黏膜损伤。

耳道异物

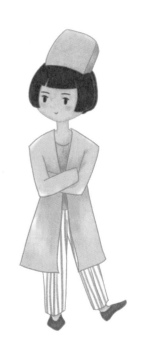

人的耳道结构复杂，儿童会将小物件塞进耳孔，成年人用棉签清洁耳孔时棉球遗落在耳中，有时小昆虫会飞入或爬入耳孔。耳道异物可引起耳部疼痛、听力障碍等，甚至会损伤鼓膜而出血。

★ 急救处理

（1）昆虫：部分昆虫有趋光性，当飞虫、蚂蚁等进入耳道，可在黑暗处将耳朵向后拉，用手电筒照射耳内，昆虫会受到光的引导而爬出。也可以在耳道内滴入几滴温热的橄榄油，以隔绝空气，使昆虫窒息死亡，然后将耳朵朝下，让昆虫随油液流出。

（2）硬性物体：当硬性异物进入耳道时，将有异物一侧的耳朵向下，并向后方牵拉该耳，同时轻拍头的另一侧，依靠重力让异物自行滑出。如果异物是金属，可用磁铁将之吸出。

（3）水：水入耳时，可将进水的耳朵朝下，单脚跳跃，使水流出。水无法流出时，可用棉签一点点将水吸出。

（4）如果以上方法无效，应及时到医院就诊。

★注意事项

不可擅自用镊子、掏耳器挖取异物，以免损伤耳道。

鼻出血

鼻出血，在日常生活中较为常见。鼻出血的原因很多，可以由鼻腔本身的原因引起，如鼻黏膜干燥、鼻部受伤、鼻中隔疾病、鼻腔肿瘤等；也可由全身性疾病引起，如血液病、高血压等。其中最多见的为鼻黏膜干燥导致鼻腔血管破裂而引起出血。鼻出血的症状有轻有重，不可忽视。

（1）少量的鼻出血。少量的鼻出血常为鼻涕中带血或点状滴血。发生鼻出血时，让患者身体前倾，低头、张口呼吸，用拇指和食指捏住双侧鼻翼，向后上方压迫5～10分钟，大部分患者通过此方法能简单地止血。

同时采用冷敷的方法能够引起有关血管反射性收缩，加快止血。方法是用浸湿冷水的毛巾或冰袋放在前额鼻根部及后颈部位，3～5分钟换一次，但时间不宜过长，以免局部过于冰冷引起头部不适。按照以上做法操作，一般数分钟后可止住鼻出血。

（2）大量的鼻出血。大量的鼻出血呈流水状，源源不断，不易控制。如果按照上述做法操作10分钟后依然无法止住鼻出血，并且出血量多或出血不止，则需要将患者迅速送到医院就诊或拨打120急救电话等待救援。

★ 注意事项

鼻出血的患者常常采用的仰头捏鼻与纸巾堵塞出血鼻孔的方法都是错误的。

仰头时血液会被吞咽下去，刺激胃肠道引起恶心、呕吐等，甚至会使血液误入气道造成窒息。

纸巾填塞的压力有限，不易达到止血的效果，且纸巾未经消毒，容易引发感染。

★按揉穴位预防鼻出血

按揉迎香穴、巨髎穴。这两个穴位位于鼻翼旁。迎香穴在鼻翼外缘中点。巨髎穴在瞳孔直下，鼻唇沟外侧，与鼻翼下缘相平。按揉时将双手食指指腹放于左右穴位，对称地按揉。先迎香穴，后巨髎穴，每穴5分钟，早晚各1次。

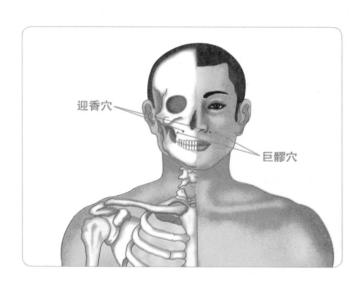

迎香穴

巨髎穴

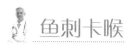 **鱼刺卡喉**

喜欢吃鱼的人几乎都有被鱼刺卡喉的经历，如果处理不好，也会有生命危险。民间有喝醋、吃馒头、吞饭等土办法来解决鱼刺卡喉问题，但这些办法不但没有效果，还可能会引发更严重的后果。

★ **急救处理**

（1）如果感觉局部疼痛，可令患者张大口腔，以手电筒照亮咽部，用小勺将舌头压低，即可看清咽部的全部情况，仔细查看舌根部、扁桃体及咽后壁，如果发现鱼刺，用镊子夹出即可。如果患者恶心加剧，应让其做哈气动作，以配合取出异物。

（2）如果看不到鱼刺，应及时去医院治疗。

★ **注意事项**

（1）患者不可囫囵吞咽大块馒头、烙饼、米饭等食物。虽然这样有时可以把鱼刺除掉，但也有可能使鱼刺更加深入，使得鱼刺更加不易取出，甚至导致邻近的大血管被刺破出血、危及生命。另外，还有可能造成邻近组织的感染。

（2）有人认为醋能软化鱼刺，就算醋能软化鱼刺，喝醋并不能使醋停留在鱼刺处，因而不能浸泡鱼刺，也就谈不到软化鱼刺了。另外，有人说"喝醋以后鱼刺下去了"，那也不是醋的软化作用，而是机械性冲洗作用。

总之，无论用任何方法将鱼刺推向下方，都是不可取的，尤其较大的鱼刺依然有可能刺伤消化道。

 # 急性一氧化碳中毒

急性一氧化碳中毒也叫急性煤气中毒。一氧化碳是无色、无味的有毒气体，是含碳物质燃烧不完全时的产物。由于一氧化碳与血红蛋白的亲和力比氧与血红蛋白的亲和力高200~300倍，所以，一氧化碳极易与血红蛋白结合成碳氧血红蛋白，使血红蛋白丧失携氧能力，导致组织缺氧，尤其对大脑皮层的影响最

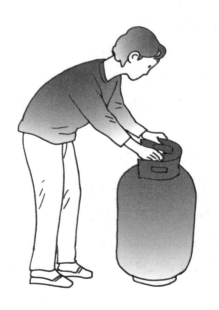

为严重，甚至造成死亡。此外，家中使用的天然气（主要成分为甲烷）或液化石油气（主要成分为丙烷、丙烯等）如果泄漏，也会引起人中毒，出现上述症状。

★ 判断

煤气中毒的现场都会有由轻微至浓重刺鼻的煤气味。轻度中毒者一般会出现头晕、头痛、眼花、耳鸣、恶心、呕吐、心慌、全身乏力等症状，如果能及时脱离中毒环境，吸入新鲜空气，症状可自行缓解。

中度中毒者除了会出现上述症状外，还会出现多汗、烦躁、走路不稳、皮肤苍白、判断力降低、视力减退和幻觉等症状，如果能及时抢救，亦可恢复。

重度中毒者一般已陷入昏迷状态，并且四肢抽搐，皮肤及口唇呈樱桃红色，瞳孔缩小、不等大或扩大。

★ 急救处理

（1）马上关闭气源。在充满煤气的室内，应该捂住口鼻，尽量屏住呼吸，先关闭煤气总闸，轻轻打开门窗，使新鲜空气进入室内，降低室内的煤气浓度。

（2）转移中毒者。施救者必要时可以到室外换一口气后，再次屏气进入室内，把中毒者从室内转移出来，使他们脱离毒气环境。

（3）在室外确定安全的地方，迅速拨打120急救电话，并在电话中说明是煤气中毒伤员需要急救。

（4）在最短的时间内，检查中毒者的呼吸、脉搏和意识，对呼吸、心跳停止的中毒者，立即进行心肺复苏。对有呕吐、昏迷的中毒者注意清理呼吸道，保持气道通畅。

（5）现场如有吸氧装置，可以帮助有自主呼吸、神志清醒的中毒者吸氧治疗。

（6）如果天气寒冷，要注意为中毒者保暖。

★ 注意事项

最早进入煤气中毒现场的人，常常都会显得惊慌失措，许多人的第一反应就是打电话求救。这种做法非常危险。因为在煤气中毒现场，一氧化碳在空气中达到一定浓度是会爆炸的，拨打电话、衣物摩擦产生静电、开关电源、使用明火等，任何可能引出火花的行为，都可能引起爆炸。

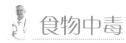

食物中毒

凡是吃了被细菌（如沙门菌、大肠杆菌、葡萄球菌等）及其毒素污染的食物，或是进食了含有毒性的化学物质的食品，或是食物本身含有自然毒素（如发芽的土豆、毒蘑菇等），由这些原因引起的急性中毒性疾病，都叫食物中毒。

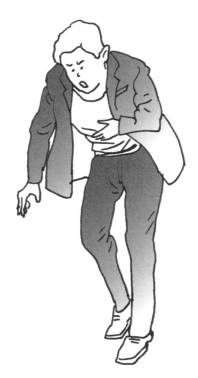

★ 判断

不同食物引起的中毒症状有其特殊性，但常见症状可归纳为以下几类。

消化道症状：出现恶心、呕吐、腹痛、腹泻、腹胀等。

神经系统症状：出现头痛、乏力、视力模糊、瞳孔散大或缩小、呼吸困难、抽搐、昏迷等。

精神系统症状：出现烦躁不安、狂躁、自言自语、精神错乱等。

血液系统症状：出现头晕、心悸、胸闷、呼吸困难、脉搏加快、四肢湿冷、皮肤淤斑等。

★ 急救处理

（1）一旦出现上述食物中毒症状，首先应立即停止食用可疑食物，同时，立即拨打120呼救。

（2）催吐：对中毒不久而无明显呕吐者，可用手指、筷子等刺激其舌根部的方法催吐，或让中毒者大量饮用温开水并反复自行催吐，以减少毒素的吸收。经大量温水催吐后，呕吐物已为较澄清液体时，可适量饮用牛奶以保护胃黏膜。如在呕吐物中发现血性液体，则提示可能出现了消化道或咽部出血，应暂时停止催吐。

（3）导泻：如果食物中毒持续的时间超过2小时，但患者精神状态良好，可采用服用泻药的方式，促使有毒食物排出体外。如用大黄、番泻叶煎服或用温开水冲服，能达到导泻的目的。

（4）保留食物样本：由于确定中毒物质对治疗至关重要，因此，发生食物中毒后，应保留导致中毒的食物样本，以供医生检测。如果找不到食物样本，也可保留患者的呕吐物和排泄物，以方便医生确诊和救治。

安眠药中毒

　　服用安眠药的剂量多少，是否空腹服用，决定着中毒的严重程度。安眠药是中枢神经系统的抑制药，轻度中毒者会出现头晕、恶心、呕吐、动作不协调、说话含混不清等症状，严重中毒者会出现昏睡、抽搐，甚至昏迷死亡。

★判断

　　轻度中毒：嗜睡、判断力及定向力障碍、步态不稳、言语不清。

　　中度中毒：浅昏迷、呼吸浅慢，但血压仍正常。

　　重度中毒：深昏迷，早期可出现瞳孔缩小、肌张力增高，晚期全身肌张力下降、瞳孔散大、对光反射迟钝、呼吸浅慢不规则、脉搏细弱、血压下降、休克甚至死亡。

★急救处理

　　（1）如果患者嘴里还有尚未咽下的药，可用手清理出来。

　　（2）如果患者意识清醒，给患者喝点温开水或淡盐水，再用长勺或筷子压其舌根催吐。

　　（3）如果患者已经昏迷，说明中毒严重，此时不能催吐，要立即拨打急救电话 120，同时密切观察患者的呼吸和脉搏，注意保持呼吸道畅通。

（4）把残留的药物或药瓶（包装）带给医生，协助医生尽快做出诊断。

 # 有机磷农药中毒

有机磷农药中毒通常指因食入、吸入或经皮肤吸收有机磷类农药而引起的中毒。常见的是食入被有机磷农药污染的食物，如瓜果、蔬菜、粮食等，或使用农药灭蚊虫时不慎吸入，也有误服或生产中未进行有效防护等，都会造成中毒。

★判断

轻度中毒有头晕、头痛、恶心、呕吐、出汗、流涎等症状。

中度中毒除了有轻度中毒症状外，还会出现肌肉颤动、口吐白沫、视物模糊、瞳孔缩小等症状。

重度中毒出现昏迷、躁动不安、抽搐、呼吸困难、口鼻涌出大量泡沫痰、瞳孔呈针尖样大小，中毒者可因呼吸衰竭而死亡。

（1）如果经皮肤接触中毒物，要立即脱去中毒者被污染的衣服，用肥皂水彻底清洗皮肤、毛发、指甲等，避免毒物被进一步吸收。同时拨打120急救电话。

（2）如果经口吞入中毒，要立即催吐以排出毒物，直到急救车赶到。

（3）如果患者已经昏迷，应保持呼吸道畅通，将其摆成稳定侧卧位，以利于口腔内分泌物的排出。

急性酒精中毒

急性酒精中毒，俗称醉酒，常因短时间内饮用大量的含酒精类饮料导致机体出现不同程度的中枢神经系统抑制，同时伴有不同程度的消化系统、循环系统、呼吸系统的功能紊乱。酒精中毒患者从胡言乱语到昏迷不醒甚至死亡，都有可能发生。

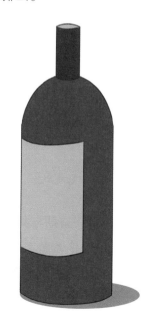

⭐ **判断**

根据每个人的酒量不同，中毒量相差也非常大，中毒程度、症状也有很大的个体差异。一般而言，当血液中酒精浓度达到0.1%时，人就会失去自制能力；如果达到0.2%，人已到了酩酊大醉的地步；达到0.4%时，人就可能失去知觉，昏迷不醒，甚至有生命危险。据此可将之分为三期。

兴奋期：表现为兴奋，说话滔滔不绝，易情绪激动，时悲时喜，面部潮红或苍白，眼结膜充血，可有上腹不适、恶心甚至呕吐等症状。

共济失调期：表现为语无伦次或语言含糊不清、步态不稳、行动笨拙、视物模糊、恶心呕吐、困倦。

昏迷期：表现为意识不清，处于昏睡状态，呕吐、呼吸缓慢、心跳加快，严重时大小便失禁、抽搐、昏迷，可发生呼吸麻痹而死亡。

⭐ **急救处理**

（1）兴奋期与共济失调期的处理。

①侧卧位休息，穿着宽松衣物，注意保暖。

②用手指刺激患者舌根催吐，以减少机体对酒精的吸收。

③喝点果汁、绿豆汤、蜂蜜水等，吃些梨、西瓜、柑橘

等水果。

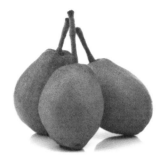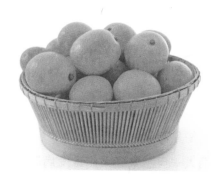

（2）昏迷期的处理。

①采用稳定侧卧位休息，以免因呕吐造成窒息。

②禁止催吐，以免造成窒息。

③观察陪护，并定时检查呼吸状况。

④及时拨打急救电话。

★注意事项

有人爱用浓茶、咖啡解酒，喝浓茶、咖啡能兴奋神经中枢，认为这些都能醒酒。但由于咖啡和茶碱都有利尿作用，可能加重急性酒精中毒时机体的失水，而且有可能使乙醇在转化成乙醛后来不及再分解就从肾脏排出，从而对肾脏产生毒性作用。另外，咖啡和茶碱有兴奋心脏、加快心率的作用，与酒精兴奋心脏的作用相加，会加重心脏的负担；咖啡和茶碱还有可能加重酒精对胃黏膜的刺激，因此，用咖啡和浓茶解酒并不合适。

 ## 猫狗咬伤

现在养宠物的越来越多，常发生被猫狗抓伤、咬伤的情况。即使是看起来健康的猫、狗，也有 5% ~ 10% 带有狂犬病毒，而人一旦感染狂犬病毒发病后，死亡率 100%，是迄今人类唯一死亡率高达 100% 的急性传染病。

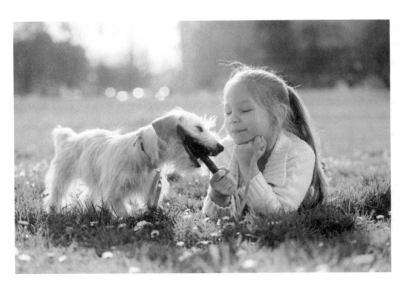

狂犬病毒主要存在于猫、狗等啮齿类动物的唾液中，这些动物都有舔舐爪子的习性，所以被这些动物抓伤后，也应按咬伤处理。

★ 急救处理

（1）要快：争分夺秒，立即彻底冲洗伤口，尽快把沾染在伤口上的狂犬病毒冲洗掉。用20%的肥皂水彻底清洗伤口，再用清水洗净，然后用2%～3%的碘酒或75%的酒精局部消毒。

（2）要彻底：猫狗咬的伤口往往外口小，里面深，冲洗时尽量把伤口扩大，让其充分暴露，并用力挤压上口周围软组织，而且冲洗的水量要大，水流要急，最好是对着自来水龙头急水冲洗。如果伤口较深，冲洗时可用干净的牙刷、纱布和浓肥皂水反复刷洗伤口，不能因疼痛而拒绝认真刷洗，并及时用清水冲洗，刷洗至少要持续30分钟。

（3）伤口不包扎：不要包扎伤口，除了个别伤口大，又伤及血管需要止血外。因为狂犬病毒是厌氧的，在缺乏氧气的情况下，狂犬病毒会大量生长。

（4）全程注射人用狂犬病疫苗共5次，分别为被狗咬伤当日及第3、7、14、30日各注射一次。不能漏掉任何一次，也不能提前或推后注射。轻微咬伤者需要全程接种狂犬病疫苗，严重咬伤者还需注射狂犬病免疫球蛋白或抗血清。

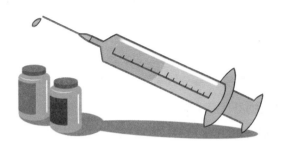

 ## 昆虫蜇伤

外出时，被蜜蜂、黄蜂、毒蛾、毛虫等蜇伤后，对人体的损害轻重不一，有时也是致命的，所以一定要引起重视。

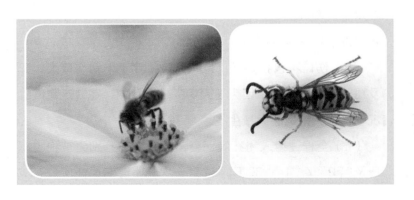

★ 判断

一般表现：轻微的昆虫蜇伤处有灼痛、肿胀、发红、瘙痒之感。多数蜇伤会引起头痛、肌肉痉挛、发热、嗜睡等。

变态反应：昆虫蜇伤眼部、口唇部，可引起肿胀、哮喘及呼吸困难，严重瘙痒，上腹痉挛性疼痛，恶心、呕吐、头晕、虚脱、昏迷等症状。

★ 急救处理

（1）如果有刺残留在皮肤内，可用拔毛器清除干净，或者用胶带在受伤处贴上、撕下。

（2）如果是蜜蜂或蝎蜇伤，可用肥皂水充分清洗患处；如果是黄蜂蜇伤，可用食醋充分清洗患处。

（3）用吸奶器或拔火罐吸出毒液，不建议用手挤压或用口吸出毒液。

（4）冷敷患者伤口，以延缓毒液吸收，减轻肿胀或疼痛。

（5）如果患者病情严重，应尽早拨打急救电话等待救援或尽快送到医院救治。

毒蛇咬伤

被蛇咬伤为户外活动时有可能发生的意外。被无毒蛇咬伤，仅有被针刺后的感觉，无生命危险；被毒蛇咬伤，后果很严重。由于毒蛇之毒性很强，如果处理不当，常可危及生命，不可不慎。

被毒蛇咬伤时，毒蛇的毒腺分泌的蛇毒会经毒牙注入体内引起伤者中毒。而蛇毒可分为：对神经系统有损害的神经毒；对血液、循环系统有损害的出血毒；兼有神经毒和出血毒的称为混合毒。

被毒蛇咬伤时，如果有毒液释放，大多数人有明显的中毒症状，1/4 的人有明显全身不良反应症状。

★ 判断

牙痕：通常，毒蛇咬伤会有两个针状的大牙印，而无毒蛇为 2 行或 4 行锯齿状的牙印。

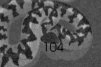

局部伤口：毒蛇咬伤在伤口部位会出现水肿、渗血、坏死，而无毒蛇咬伤则无上述症状。

★ 急救处理

（1）不要惊慌和奔走，应保持镇定并静止不动，以免加速毒液的扩散。如果可能的话，保持咬伤处低于心脏水平。

（2）拨打急救电话120。

（3）找到可用的鞋带、裤带等绑扎伤口的近心端，松紧度以能够使绑扎的下部肢体动脉搏动稍微减弱为宜。绑扎后每隔30分钟松开1~2分钟，以免影响血液循环造成组织坏死。

（4）用凉开水、肥皂水等冲洗伤口及周围皮肤，以洗掉伤口外表毒液，冲洗排毒须持续20~30分钟。

（5）扩创排毒。绑扎后用消毒刀具顺着毒牙痕方向纵向切开0.5厘米深的切口；如无毒牙痕则经伤口做"十"字形切口，长1~1.5厘米，再用拔火罐、吸奶器等吸出毒液。

★ 注意事项

（1）不要用手挤压伤口，如果手法不当会促使毒素扩散。

（2）更不能用嘴吸毒，因为吸出量极少，而且可能加重损伤，甚至造成抢救者中毒。

中暑

中暑是在高温或热辐射的长时间作用下，机体体温调节障碍，水、电解质代谢紊乱及神经系统功能损害症状的总称，是热平衡功能紊乱而发生的一种急症。

★ 判断

先兆中暑：在高温环境下，出现头痛、口渴、多汗、四肢无力、注意力不集中、四肢麻木、体温正常或稍高，一般不超过 37.5℃。

轻度中暑：除上述表现外，还有面色潮红或苍白、恶心呕吐、气短、大汗、皮肤灼热或湿冷、脉搏细弱、心率增快、血压下降等早期表现，体温超过 38℃。

重度中暑：除上述表现外，可分以下 4 种类型，常混合表现。

★中暑衰竭：表现为面色苍白、出冷汗、血压下降、呼吸浅快，意识模糊或昏厥，体温多正常。

★中暑痉挛：高热下剧烈劳动大汗后，口渴而大量饮水，间歇一段时间后，四肢乏力，肌肉痉挛疼痛，尤其以腓肠肌痉挛多见，体温大多正常。

★日射病：剧烈头痛、头昏、眼花、耳鸣、呕吐、烦躁不安，体温多正常。

★中暑高热：多汗后无汗，体温迅速升高或突然高热达40℃ ~ 42℃，面色潮红，神志模糊、惊厥、昏迷，严重者出现心功能不全、脑水肿、肾衰竭，是中暑最严重的一种。

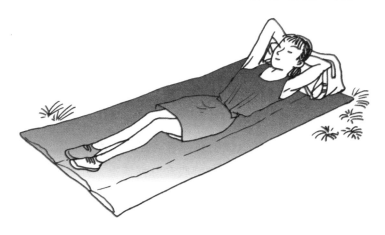

★急救处理

（1）迅速将患者搬移至阴凉、通风处。

（2）让患者坐下或躺下，平卧时可以用枕头等物品将头部和肩部垫高。同时，解开患者的衣领、裤带，以利于呼吸和散热。

（3）迅速降低患者体温。可用冷水或稀释至40%的酒精擦身，或用冷水淋湿的毛巾或冰袋、冰块置于病人颈部、腋窝和大腿根部腹股沟处等大血管部位，帮助病人散热。

（4）用扇子或风扇吹风，帮助散热，但不可直接对着患者身体吹。

（5）如果患者神志清醒，并不恶心、呕吐，可以服用藿香正气水等解暑药，缓解症状。如果没有解暑药物，也可以服用含盐的清凉饮料、茶水、绿豆汤等，以补充身体因大量出汗而失去的盐和水分。

（6）如果患者昏迷不醒，可用手指甲掐病人的人中穴、内关穴及合谷穴等，促使其苏醒。

（7）对于高烧不退或出现痉挛等症状的患者，在积极进行上述处理的同时，要注意其呼吸和脉搏情况，并尽快呼叫急救车，送往医院抢救。

★ 预防措施

（1）躲避烈日外出。尽量不要选在 11 点至 15 点之间出门，须知这个时间段日光是最强烈的，而中暑的可能性也是平时的几倍。如果一定要外出，须做好防护准备，如打遮阳伞，戴遮阳帽，擦防晒霜，衣服材质应尽量选棉、麻、丝类，有助于吸汗散热。

（2）正确喝水。专家指出，夏日里不要等到口渴时再喝水，因为口渴时就表明身体已缺水了。为保证人体不出现缺水状况，应经常进水，养成经常喝水的好习惯。如果出汗较多，也可适量饮用淡盐水，补充人体因出汗而失去的盐分。

（3）用凉水冲手腕。每隔几小时用自来水冲手腕5秒，因为手腕是动脉血流过的地方，这样可降低血液温度。

（4）保证充足睡眠。夏季日长夜短，气温较高，人体正处于新陈代谢旺盛时期，消耗较大，极易产生疲劳感。合理而有效的睡眠可使人体各系统都得到放松，可预防中暑。

（5）合理饮食。适量吃一些新鲜的蔬菜和水果，如西红柿、黄瓜、西瓜、桃子等，可补充水分。适量喝一些乳制品，既能补水，又可满足身体的营养需要。

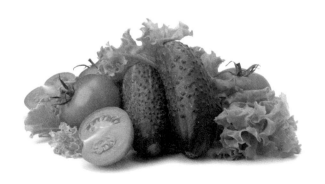

触电

触电是指一定量的电流通过人体，导致全身性或局部性损伤与功能障碍。

触电的发生与电流强度有关。2毫安以下的电流通过人体，仅产生麻感，对机体影响不大。8～12毫安电流通过人体，肌肉自动收缩，身体常可自动脱离电源，除感到"一击"外，对身体损害不大。但超过20毫安即可导致接触部位皮肤灼伤，皮下组织也可因此碳化。25毫安以上的电流即可引起心室纤颤，导致循环停顿而死亡。

触电的发生也与电压有关。50～60赫兹的110～220V交流电，对心脏有很强的作用。心室纤颤是触电死亡的主要原因。

当电流量接触身体达到18～22毫安时，会引起呼吸肌不能随意收缩，致使呼吸停止，产生严重窒息。触电电源与皮肤接触的部位主要表现为烧伤。

由于触电时肢体肌肉强烈收缩，还可发生骨折或关节脱位；电击伤也可引起内脏损伤或破裂。

（1）轻型触电。

触电后局部麻痛、头晕、心悸、四肢无力、惊恐呆滞，最轻的仅有局部一过性的麻痛。

（2）重型触电。

当即昏迷、身体强直、抽搐、心律失常、休克、呼吸抑制，甚至心脏骤停。也可当时症状较轻，随后突然加重，出现心脏骤停等迟发性反应。特别需要重视的是判断处于心跳、呼吸极其微弱的"假死状态"，还是心跳、呼吸确已停止。另外，不要把触电后的身体强直误认为是"尸僵"而放弃抢救。

（3）电灼伤。

触电后还可出现电灼伤，轻者仅见皮肤烧伤，重者灼伤面积大，并可深达肌肉、骨骼，电流入口处比电流出口处烧伤严重，出现黑色碳化。

（4）其他伤。

触电还可因跌倒造成颅脑损伤、胸腹部损伤、脊柱脊髓损伤、四肢损伤、内脏损伤等。

★ 急救处理

（1）断落的高压线。

对于断落的高压线，必须首先拉闸断电，禁止他人接近触电者或用绝缘物挑开电线，以防不测。

（2）普通的电线。

①立即使触电者脱离电源，可采用下列方法使触电者脱离电源。

●如果触电位置距离电源开关或电源插销较近，可立即拉电闸或拔出插销，以断开电源。

●如果触电位置距离电源开关或电源插销较远，可用带有绝缘柄的电工钳或有干燥木柄的斧头切断电线，断开电源，或用干木板等绝缘物放到触电者身下，以隔绝电流。

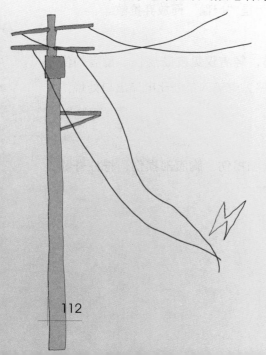

●当电线搭落在触电者身上或被压在身下时，可以干燥的衣服、手套、绳索、木板、木棒等绝缘物体作为工具，拉开触电者或拉开电线，使触电者脱离电源。

●如果触电者的衣服是干燥的，又没有紧缠在身上，可以用一只手抓住他的衣服，拉离电源。但因触电者的身体是带电的，其鞋的绝缘性能也可能已被破坏，抢救者不可接触触电者的皮肤，也不能抓他的鞋。

②已发生心脏骤停，要争分夺秒，立即做心肺复苏，同时拨打急救电话。

③对于电灼伤、出血、骨折等损伤，也应及时进行止血、包扎、骨折固定等处理。

④即使当时心跳、呼吸存在，意识清楚，但自觉头晕、心慌、面色苍白、全身无力等，也应及时拨打急救电话，到医院观察，以防24~48小时内可能发生的包括心脏骤停在内的迟发性反应。

Part5
日常损伤的急救自救

损伤是外界刺激作用于人体，给人体组织或器官造成的破坏。日常生活中，常见的损伤有多种，如割伤、撕裂伤、挫伤、刺伤、擦伤等，无论是哪种损伤，都应进行正确、及时的处理，这样才能将损失降到最低。

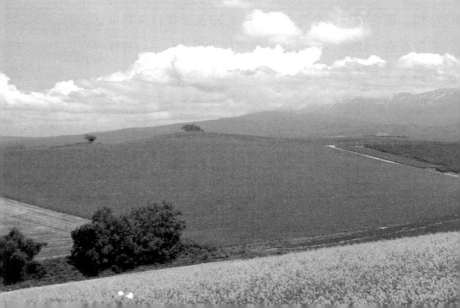

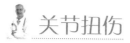 关节扭伤

进行体力劳动或运动的时候，偶尔会发生关节扭伤，如我们常说的"崴脚""戳手""闪腰"都属于关节扭伤。扭伤时受伤关节疼痛，一活动疼痛加重，伤处四周很快出现青紫和肿胀。

★ 急救处理

（1）立即停止行走、运动等活动，取坐位或卧位。同时，可用枕头、被褥或衣物等把足部垫高，以利于静脉回流，从而减轻肿胀和疼痛。

（2）立即用冰袋或冷毛巾敷局部，使毛细血管收缩，以减少出血和渗出，从而减轻肿胀和疼痛。在受伤后48小时内，每2～3小时一次，每次15～20分钟。冷敷时，皮肤感觉有四个阶段：冷、痛、热、麻，当感觉麻木时，便可停止冷敷。

（3）冷敷后可用绷带、三角巾折叠成的条带等布料加压包扎。

（4）受伤后切忌推拿按摩受伤部位，否则会加重出血和肿胀。

（5）在受伤后的24小时内禁止热敷。两天以后，如果肿胀已经得到控制，方可热敷，以促进血液循环和组织吸收。

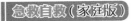
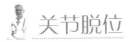

关节脱位

关节脱位即脱臼,凡是组成关节的骨关节面,因外力的作用失去相对的正确位置,都称为关节脱位,有时与骨折同时发生。常见的有下颌关节脱位、肩关节脱位、肘关节脱位等。

★ 判断

(1)严重的局部疼痛,在移动肢体时更为明显。

(2)局部有明显的肿胀及功能受限。

(3)关节臼空虚,触摸关节处变软或有空虚感,且在附近可触及脱位的骨端。

★ 急救处理

(1)不要活动受伤部位,非专业医务人员更不要试图将脱位关节复位,以免加重损伤。

(2)用外衣或毛毯包好脱位关节,尽快到医院治疗。

(3)如果下颌关节脱位,可用三角巾或绷带上下缠绕头部,以承托下颌。

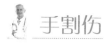 手割伤

日常生活中，手被割伤的情况经常发生，如果处理不当，引起合并感染，可能带来严重后果。刀刃、玻璃等锐器，划破皮肤或皮下组织，未伤及重要组织或内脏的，被称为切割伤。这种伤口切口整齐，容易愈合。

★急救处理

（1）如果伤口流血不止，可用对侧手的拇指、食指捏紧伤指两侧根部，也可用橡皮筋在伤指根部结扎止血。

（2）先用冷开水或生理盐水冲洗伤口，再涂上碘酒或75%酒精消毒，然后包扎。

（3）如果伤口较大或很深，需要紧急送往医院抢救治疗。

（4）如果是被生锈的锐器划伤，应该去医院注射破伤风抗毒血清或破伤风抗毒素。

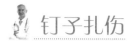 # 钉子扎伤

被钉子扎了，伤口往往小而深，出血少，但伤口深处的脏东西很难清除，容易引起感染。被钉子扎了脚，需要及时处理，并引起重视。

★ **急救处理**

（1）如果钉子扎得很深，切忌立即拔出，应将其包扎固定好，尽快把患者送到医院治疗。

（2）如果患者出血较多，可采用间接加压止血方法包扎伤口，并尽快送医。

（3）24小时内给患者注射破伤风抗毒素。

 # 皮肤烧烫伤

烧伤是指各种热源作用于人体后，造成的特殊性损伤。一般习惯上又把开水、热油等液体烧伤，称为烫伤。烧烫伤在家庭的发生率较高，而且较多发生在儿童身上。

烧伤程度分为Ⅲ度：Ⅰ度烧伤主要损伤角质层，有轻度红肿，皮肤表面不起泡。Ⅱ度烧伤分为浅Ⅱ度和深Ⅱ度，浅Ⅱ度伤可达真皮浅层，起水泡，剧痛；深Ⅱ度水泡小，但密度高，皮肤溃烂，疮皮厚。Ⅲ度烧伤是指皮肤已烧焦。

★ 急救处理

（1）脱离危险环境，消除致伤因素。

（2）马上对创面降温，用凉水冲洗创面半小时，至脱离冷水后疼痛减轻为止。

（3）如果为Ⅰ度或浅Ⅱ度烧烫伤，可在创面冲洗降温、擦干后，迅速涂抹京万红软膏。

（4）如果为深Ⅱ度或Ⅲ度烧伤，可在创面冲洗降温后，用保鲜膜覆盖创面，再用干净的毛巾覆盖，并尽快送到医院救治。

（5）如果烧烫伤后，衣服和表皮粘连，可用剪刀剪开衣服，慢慢脱掉，注意不可蹭破皮肤，然后送医院救治。

★ 注意事项

（1）切忌不可在创面上涂抹大酱、牙膏、草木灰等，因为这些物品对伤口毫无益处，还容易引起感染，也不利于医生的诊断。

（2）烧烫伤后如果皮肤立即起水泡，勿将水泡挑破，以免发生感染。

（3）烧烫伤病人容易口渴，此时切不可给患者喝白开水、矿泉水，以免引发脑水肿和肺水肿等并发症，可以让病人饮用少量的淡盐水，以补充血容量，预防休克。

化学物质烧伤

化学物质烧伤常见于强酸、强碱对皮肤造成的烧伤，要比单纯的火焰、热水烧伤更为复杂和严重。由于化学物质特性不同，造成的损伤差别较大，急救方法也不同。

★ 急救处理

（1）强酸烧伤。

常见的强酸有硫酸、盐酸、王水（浓盐酸和浓硝酸的混合物）、碳酸等。浓度、溶液量以及皮肤接触面积不同，造成烧伤的轻重程度也不同。

①立即用大量温水或清水反复冲洗皮肤上的强酸，冲洗得越早、越干净、越彻底越好。不要因为冲洗时病人疼痛而冲洗不彻底。

②用水冲洗干净后，用清洁纱布覆盖创面，送往医院处理。

（2）强碱烧伤。

常见的强碱有氢氧化钠、石灰等。强碱对人体皮肤组织的损害比强酸更严重，因为强碱可以渗透深入组织，使组织蛋白发生溶解。

①立即用大量清水反复冲洗，至少20分钟。也可用食醋来清洗，以中和皮肤上的碱液。

②生石灰烧伤应先用手绢、毛巾擦净皮肤上的生石灰颗粒，再用大量水冲洗。不可先用水洗，因为生石灰遇水会发生化学反应，产生大量热量灼伤皮肤。

冻伤

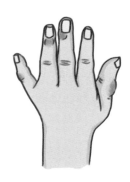

冻伤是由低温寒冷侵袭引起的人体损伤，有全身性、局部性两种。全身性冻伤表现为全身性症状，如神志、体温、脉搏、呼

吸等生命体征的变化。局部性冻伤表现为局部的症状，通常是手、足、耳等身体暴露部位的症状。

★ 判断

全身性冻伤：当直肠温度降为 32℃~35℃ 时，出现寒战、脚不停跺地等体征，反应变得迟钝和混乱。当直肠温度降至 30℃ 时，脉搏减慢和昏睡。当直肠温度降到 27℃ 以下时，脉搏减弱、呼吸减慢、心律失常、昏迷，可发展至室颤和心搏骤停。

局部性冻伤：一度为红斑性冻伤，皮肤红肿充血、自觉热痒灼痛，往往在不知不觉中发生；二度为水泡性冻伤，表现为大小不一的水泡，疼痛剧烈，水泡破裂后并发感染时可引发糜烂或溃疡；三度为坏死性冻伤，皮肤变白，以后逐渐变黑，组织坏死，损伤可从皮肤、皮下组织、肌肉、骨骼甚至延及整个肢体。

★ 急救处理

（1）全身性冻伤的处理。

①尽快脱离寒冷环境，搬到室内，脱去紧身衣服、鞋袜，盖上棉被。

②判断是否有心跳和呼吸，如果心跳、呼吸停止，立即

进行心肺复苏。

③如果有条件，最好采用温水浸泡恢复体温，水温控制在38℃~40℃。复温期间对身体轻轻按摩，恢复体温和知觉。

④伤员意识清醒后，服用适量热饮料、热牛奶等高热量流质食物。

（2）局部性冻伤的处理。

①迅速离开低温现场和冰冻物体，如果衣服与人体冻结，应用温水融化后再脱去衣服。

②将冻伤部位浸泡在38℃~40℃的温水中，直到冻伤处皮肤的颜色恢复正常。

③如果是手冻伤，可以将手放在自己腋下，让冻伤处慢慢恢复温暖。

④如果是耳、鼻冻伤，可用棉垫捂在冻伤处，直到皮肤颜色恢复正常。

⑤复温后，在冻伤部位立即涂上冻伤外用药膏。

★ 注意事项

不可用火烤或将冻伤处放在过热的水中，否则会导致局部组织坏死，加重损伤。

脊柱损伤

　　脊柱在全身骨骼中占重要地位，具有负重、运动、平衡肢体、支持和保护内脏及脊髓的功能。因此，脊柱损伤病情严重而复杂，且常与脊髓损伤并发，重者可造成终生瘫痪甚至死

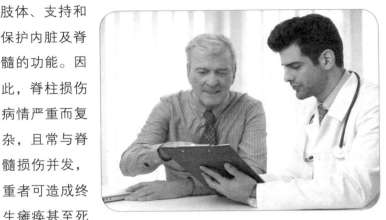

亡。脊柱损伤通常是外力作用造成的，如人从高处摔下，头、肩或臀部着力，对脊柱产生轴向的挤压力，或由于直接撞击而引起脊椎骨折等。

　　★判断

　　发生脊柱损伤后，受伤部位以下的肢体多不能活动，如压迫神经，皮肤有针扎般的感觉，背部剧烈疼痛并有被切断的感觉，严重时患者会昏迷。

（1）不要移动伤者，因为脊柱损伤后，会失去对脊髓的保护作用，此时实施不合理的搬动，可能损伤脊髓神经，造成严重后果。

（2）立即拨打急救电话120。

（3）用双手保持伤者头和颈部不动，也可用衣物、毛毯等垫在伤者颈、腰、膝、踝等部位，以固定身体不动，等待救援人员到来。

（4）如果现场环境危险，必须转移伤者，要在专业人员的指挥下，几人一起将患者整体（保持头、颈、躯干在一条直线上）放到平板上，充分固定后再搬运。

（5）对呼吸困难和昏迷者，要及时清理口腔分泌物，以保持呼吸道通畅。

★ 注意事项

脊柱损伤伴有昏迷者很难识别，因为伤者不能诉说疼痛及肢体感觉。因此，检查伤情时，如果伤者头颈部有挫伤、挫裂伤，并且脊柱部位有较重外伤，都应怀疑伤及脊柱，按脊柱损伤处理。

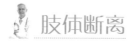 肢体断离

日常生活中，手指、手、脚趾、脚、臂等肢体与身体完全断离较为常见，一旦发生，应立即采取以下急救措施。

★急救处理

（1）立即采取有效的止血措施，如压迫止血、结扎止血带等，达到满意的止血效果后，再将断肢的残端包扎。

（2）保持断肢干燥，不可用水或酒精清洗、消毒、浸泡。

（3）将断肢用毛巾或多层布类包裹后，再放入塑料袋内，将塑料袋封闭好。

（4）将另一塑料袋内装入冰块（紧急情况下，可用冰棍、冰激凌等代替）。

（5）将装有断肢的塑料袋，放入装有冰块的塑料袋内。

（6）在塑料袋上注明伤者姓名和受伤时间。

（7）将伤员连同断肢，迅速送往医院。必要时，拨打急救电话120。

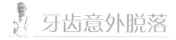

牙齿意外脱落

现实生活中难免会碰到由于运动、意外摔倒等原因引起牙齿的完整脱落。如果遇到这样的情况，应该如何处理呢？

★ 急救处理

（1）立即把牙齿捡起来，尽量不要弄脏它。如果掉下来的牙齿已经很脏了，可以就近用清洁的水轻轻冲洗，注意不要用手擦或者刷子刷，那样会损伤牙根表面的组织，影响牙齿的再植效果。

（2）将牙齿浸泡在牛奶中；若无牛奶，可以将牙齿放在舌头底下含着，使牙齿有适宜的温度和保持牙齿表面的湿润，创造牙齿再植的有利条件。

（3）争取时间尽早到医院处理。

★ 注意事项

牙齿再植的成功与否，与牙齿脱落的时间长短、局部有无炎症、牙齿的损伤程度、患者的年龄等因素有着密切的关系。牙齿脱落的时间越短越好，时间过长，不利于牙齿再植。完全脱落的牙，如果能在半小时内进行复位，90％能长期存活。

脱落的牙每在牙槽外多停留一分钟，就会相应减少一分再植成功的机会。在口腔外停留两个小时以上的患牙，复位后95%存活的寿命大为缩短。未完全脱落的牙齿，也必须在90分钟内复位固定，才能有效防止牙根的损坏。

 # 内出血

身体受到外力撞击、挤压时会造成内出血。严重的内出血是很危险的，血液从破裂的血管流入组织、脏器间隙和体腔（如外力造成的肝脏、脾脏破裂，血液流入腹腔），可能导致失血性休克。颅内出血时，淤积的血液会压迫脑组织，引起昏迷。血液如果聚集在胸腔，会使肺脏受到挤压而不能扩张，影响呼吸。

★ 判断

发生严重内出血时，患者常有以下特征：受到过外力打击或撞击，皮肤没有破裂，但出现休克症状，如皮肤苍白、湿冷、呼吸变浅变快、脉搏微弱、烦躁不安等。

★ 急救处理

（1）立即拨打 120 急救电话。

（2）让患者躺下，使大脑有较多血液供应，安慰患者尽量保持安静。

（3）密切观察患者的呼吸、脉搏和意识，守护患者直到救护车到来。

（4）患者如有排泄物或呕吐物，要留交医生检查。

（5）不要给患者吃任何食物或饮水，以防在患者进行手术时，其胃内容物大量反流造成窒息。

（6）如果患者发生休克，把双脚垫高，要注意保暖。

Part6

突遇灾难的急救自救

　　自然灾害是威胁人类生命的重要因素之一。在面对地震、火灾等意外时，如何进行有效的自救，关系着能否在灾难中生存下来。居安思危，平时学习一些灾难急救的常识，关键时刻就可能帮助您化险为夷。

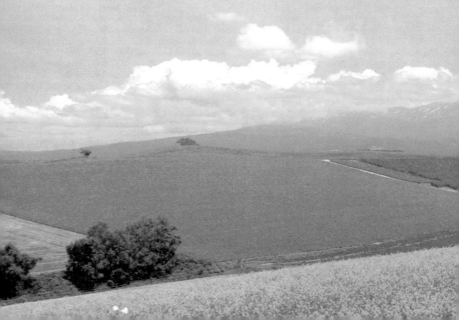

地震

地震是一种自然现象，是由于地球不断运动，逐渐积累了巨大的能量，在地壳某些脆弱地带造成岩层突然发生破裂或错层。

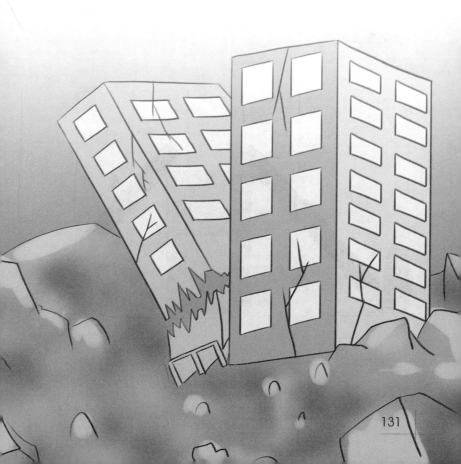

我国是地震多发的国家，强度大的地震瞬间就会造成巨大损失。地震造成人员伤亡的原因有房屋倒塌、触电、火灾和煤气泄漏等。其中，导致死伤最多的是房屋倒塌。

★ 避险逃生的五原则

（1）应急疏散，听从指挥、有秩序逃生，防止拥挤、踩踏，避免盲目跳楼。

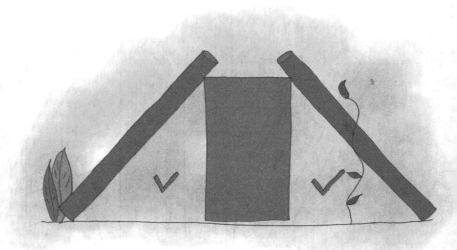

（2）就地避震，躲在结实的家具旁、内墙角以及小开间房间内。

（3）不要乘电梯。

（4）在两次地震的间隙疏散到空旷地带。

（5）关闭电源、煤气开关，以防起火爆炸。

★ 室内紧急避震法

通常，一次地震持续时间一般不超过1分钟，在地震发生的最初10～15秒（平均12秒）是上下的纵向震动，此时相对安全。逃生的平均时间只有这12秒。然后是破坏力极大的横向震动，建筑物倒塌就发生在这一时段。

地震发生时，身处室内的人们从恐惧中清醒过来，再做出如何逃生的决定，此时最佳时机已经仅剩几秒钟了。

住在平房或楼房一层者，可利用这段时间迅速转移到室外空旷地带。

如果住在高层，想在这么短的时间内逃出楼外是不可能的；住在二层、三层的人或许有时间逃出楼外，但很容易被楼上震落的物体砸伤；跳楼则无异于自杀。此时，最佳的方法是就地避震。

（1）可以躲避的位置。

　　结实、能掩护身体的物体旁，如课桌、床、衣柜、铁柜、牢固机器等。

　　易形成三角空间的地方，如承重墙的墙根、墙角等处。

　　空间小、有支撑的地方，如厨房、卫生间、有水管或暖气管的地方。

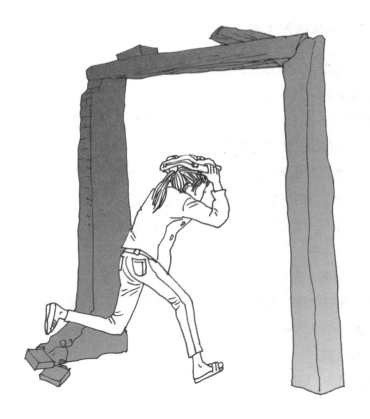

（2）不能躲避的位置。

外墙、阳台、楼梯、电梯等处，并且避开吊灯、吊扇、广告灯箱、高大货架等物品下方位置。

（3）身体的正确姿势。

蹲下或坐下，尽量蜷曲身体，降低身体重心，保护好头部，将身边随手可取的物体（如书包、脸盆、枕头等）顶在头上。

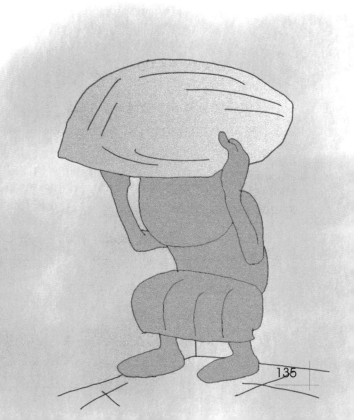

★ 室外紧急避震法

（1）迅速跑到空旷场地蹲下，尽量避开高大建筑、立交桥、高压线、广告牌、路灯以及加油站、煤气站、仓库、化工厂等有毒、有害、易燃易爆的场所。

（2）如果身处野外，应避开山脚、悬崖，以防落石和滑坡；如果遭遇山崩，要向滚石前进方向的两侧躲避。

（3）如果身处河边或海边，应迅速远离岸边，以防洪水或海啸来袭。

★ 震后废墟下的自救

地震后如果被埋在废墟下，周围一片漆黑，只有极小的空间。此时，一定要沉着，一边等待救援，一边想方设法保护、解救自己。

（1）保持清醒头脑，设法保持呼吸道畅通。有烟尘时，可用湿衣服捂住口鼻，以防窒息。

（2）尽快将四肢解脱出来，清理压在身上的物体，设法脱离危险区。最好向有光线、空气流通的方向移动。

（3）如果一时无法脱险，应想办法加固、支撑可能坠落的重物，防止造成二次伤害。

（4）如有出血，将衣服撕成布条，及时包扎出血部位，如果出血较严重，可用绑扎止血的方式处理。

（5）不要呼喊、哭泣，这样只会消耗宝贵的体力。

（6）保持镇静，判断被埋前所处的位置，寻找求救、传递信息的办法。如用砖头有节奏地敲击水管、暖气管，引起救援人员的注意。敲击不必用力过大，既可保存体力，也能防止因震动引起的塌方。

（7）在被困环境中勿用火、电。若闻到煤气味，不要使用打火机、火柴，也不要使用电话、电源开关或任何电子装置。

（8）注意寻找食品。若一时难以脱险，应在可活动的空间内，设法寻找水、食品或其他可以维持生命的物品。如收集废墟缝隙留下的雨水、破裂水管中的积水甚至排出的尿液，做好长时间无法脱困的准备，耐心等待救援人员的到来。

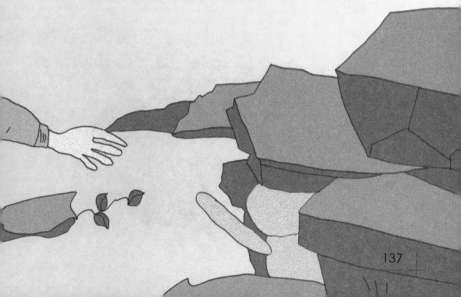

★ 震后的紧急救援

（1）施救的原则是：先救近，后救远；先救易，后救难；先挖掘，后救治；先救命，后治伤。

（2）注意倾听被困者的呼喊、敲击声，根据建筑结构的特点，先确定被困者的位置，不要盲目乱挖，以免抢救时给被救者造成不应有的损伤。

（3）找到幸存者后，先暴露头部，迅速清除口鼻内尘土，防止窒息，再暴露胸腹部及其他部位。

（4）对于掩埋时间较长的幸存者，要先喂些含盐饮料，但不可给予高糖类饮食。同时注意保护幸存者的眼睛。

（5）对被抢救出来的幸存者，应采取各种适当的方法进行现场救护。

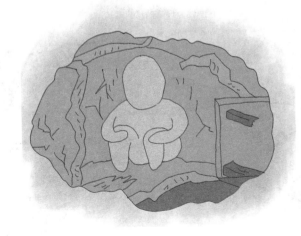

火灾

　　火灾是现代化大城市最可怕的灾难之一。火灾发生往往很突然，而且常伴有爆炸。人们在瞬间就有可能被高温、烈火、烟雾和毒气包围，以前熟悉的环境会变得面目全非，令人惊慌失措。

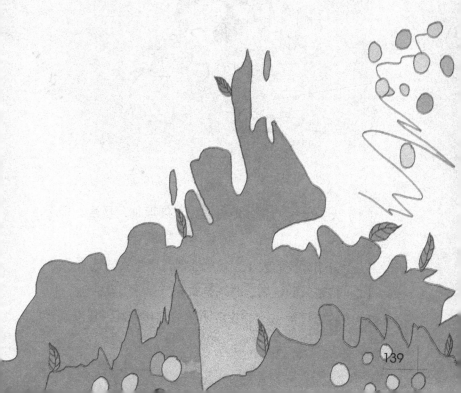

★ 拨打火警电话的注意事项

拨通火警电话119后，要冷静、清晰、准确地说出以下几点内容：

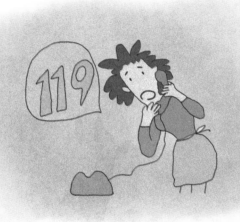

（1）火灾发生的具体地点，如详细地址、楼号、楼层、房号等。

（2）说明火势的大小、起火原因、燃烧物的性质。

（3）报警人的姓名、联系方式等。

（4）约定好等待、接应消防车的确切地点，最好选择就近的公交站、大的路口、标志性建筑等处。

（5）消防车到达前，保持手机畅通，以便119受理台随时联系。

（6）在消防车到达前，应迅速清除消防通道等处的车辆、杂物等，以方便消防车进入。

★ 火灾初起的扑救

火灾初起时，火势不大，此时一定要冷静，根据燃烧物的不同而采取不同的扑救方式，尽量将火扑灭。

（1）在灭火的同时，应及时呼唤附近的人一同救火。如果人多，可一部分人负责灭火，另一部分人清除火焰周围的可燃物，以防火势蔓延。

（2）"油火"不用水。如果油锅起火，千万不要用水灭火，应及时用锅盖盖紧，或者向锅中倒入切好的菜，还可以用湿棉被捂压。

（3）"棉物"用水浇。如果家中的棉被、衣服、窗帘等着火，用水灭火效果最好。

（4）"电火"湿被压。如果家中电器起火，首先要切断电源，再用棉被盖压灭火。如电视机、电脑起火，应从侧面靠近，以防显像管爆炸伤人。

（5）如果家中煤气罐起火，首先要用湿棉被迅速将火压灭，再关闭阀门，否则，可能会引起爆炸。

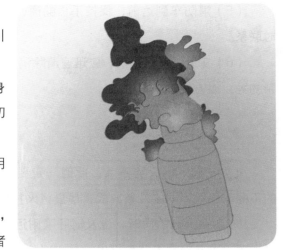

（7）如果身上衣物着火，切不可乱跑，否则，火势在风的作用下会越来越大；应立即倒地滚动，将火压灭，或者让别人用水浇灭或用不易燃烧的外套将火焖灭。

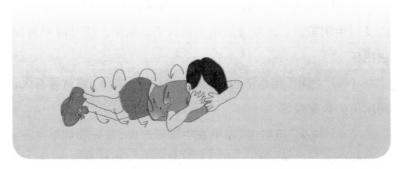

（8）如果封闭的房间内起火，不要轻易开窗，以免空气对流加速火势蔓延。

（9）如果火势较大，不能控制时，应马上逃生。同时，及时拨打火警电话119，寻求专业救火队员的帮助。

★火灾避险逃生的方法

如果被困火场，千万不要惊恐，要冷静确定自己所处的位置，根据周围的烟、火光、温度等分析判断火势，理智地采取正确的逃生方案。

（1）逃生方向。

向起火位置的相反方向跑。楼下发生火灾，向楼上跑；楼上发生火灾，向楼下跑。根据火势情况，优先选择最便捷、最安全的通道和疏散设施，如疏散楼梯等。

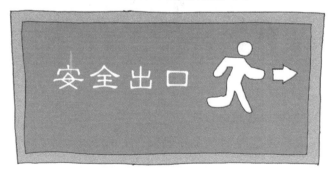

（2）用湿毛巾捂住口鼻。

逃生人员多数要经过充满浓烟的路线才能离开危险的区

域。逃生时，可把毛巾浸湿，叠起来捂住口鼻，无水时，干毛巾也可以。身边如果没有毛巾，餐巾布、口罩、衣服等也可以代替。要多叠几层，使滤烟面积增大，将口鼻捂严。穿越烟雾区时，即使感到呼吸困难也不能将毛巾从口鼻处拿开。

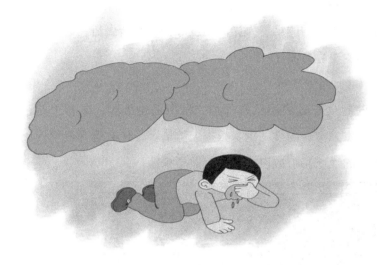

（3）匍匐或弯腰前行。

由于火灾发生时烟气大多聚集在上部空间，因此在逃生过程中，应尽量将身体贴近地面匍匐或弯腰前行。

（4）被褥覆盖身体。

从浓烟弥漫的建筑物通道逃生，可向头部、身上浇些凉水，

用湿衣服、湿床单、湿毛
毯等将身体裹好，确定逃
生路线后以最快的速度穿
过火场，冲到安全区域。

（5）减少烧伤。

如身上衣物着火，可
以迅速脱掉衣物，或者就
地滚动，以身体压灭火焰，
还可以借助附近的水源，
将身上的火熄灭。切不可
奔跑，以防风助火势。尽
量减少身体烧伤面积，减
轻烧伤程度。

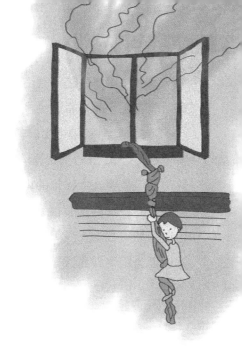

（6）不要乘电梯。

电梯受热后变形，可能引起供电系统在火灾中受损，将
人困在电梯里。另外，电梯井如同烟囱直通各个楼层，有毒
烟雾会直接威胁被困人员生命。

（7）利用绳索逃生。

当各通道全部被浓烟烈火封锁时，可利用结实的绳子，
或将床单、窗帘、被褥等撕成条，拧成绳，用水沾湿，然后

将一端拴在牢固的暖气管道、窗框等上面，被困人员沿着绳索滑到地面或下面未着火的楼层，从而脱离险境。

（8）紧急跳楼逃生。

在万不得已的情况下，住在低层楼的人可采取跳楼的方法逃生。但要选择松软的地面，可从楼上先扔下被褥等增加地面的缓冲，然后再顺柱子滑下，尽量缩短下落高度，使双脚先着地。如果被烟火围困在三层以上的高层内，千万不要急于跳楼，因为距离地面太高，跳下容易造成重伤或死亡。

（9）被困火场应设法求救。

如果被困于起火的建筑物内，无法逃生，应积极寻找暂时的避难处所，以保护自己。例如，关紧房间迎火的门窗，打

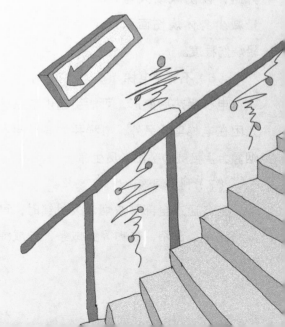

开背火的门窗，但不要打碎玻璃，窗外有烟进来时，要关上窗子。如果门缝或其他孔洞有烟进来，要用湿毛巾等物品堵上，并且要向迎火的门窗及遮挡物上不断洒水，最后淋湿房间内一切可燃物。同时，一定要想方设法让他人知道自己被困，以便救援人员能够迅速找到您的位置。如拨打电话告知自己的位置，或者在窗口挥动颜色鲜亮的衣物，以引起他人的注意。

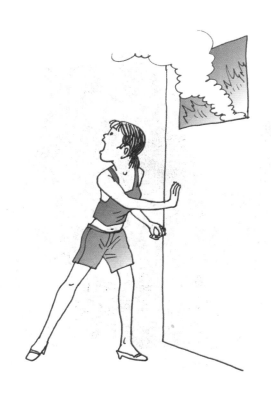

水灾

　　水灾是我国发生最频繁的自然灾害之一。它来势凶猛、速度快、覆盖面大，一旦发生，往往给人们的生命财产造成巨大的损失。水灾造成的伤害较多，有淹溺、砸伤、挤压伤等。面对水灾，我们应该做好哪些准备呢？

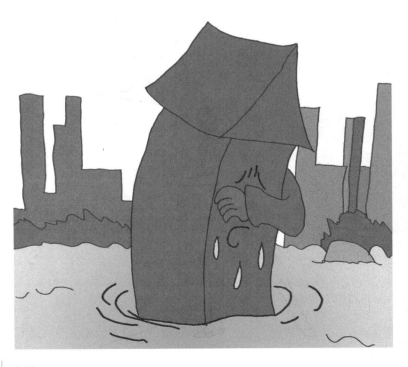

★躲避洪水的方法

当洪水突然来袭，应就近逃向高处，如结实的楼房顶、粗壮的大树上，等待救援人员营救。

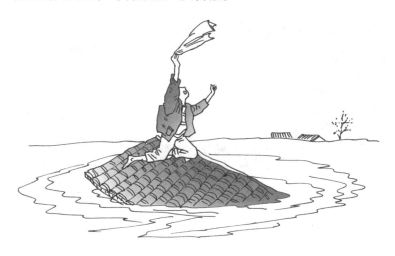

如果洪水水位不断上涨，必须自制木筏逃生。可就地取材，如木板床、箱子、门板等，都可以作为制作木筏的材料。

在登上自制木筏之前，应测试木筏能否漂浮，并应准备好食品和饮用水，以及日常生活用品等。

★被洪水卷入水中的自救

（1）被洪水卷入水中后，应该保持镇静，切勿大喊大叫，以免水吸入呼吸道造成窒息。

（2）尽量寻找并抓住一件漂浮的物体，如木板、树干等，以助漂浮。

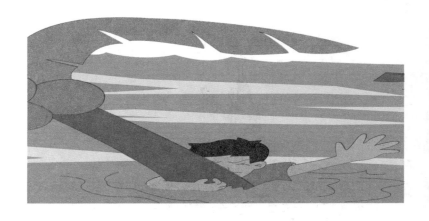

（3）落水后立即屏住呼吸，尽量向上挣扎，利用头部露出水面的机会换气，如此反复进行，等待救援。

★ 目击者紧急救援

（1）水中施救。

如果救援者不会游泳，应立即大声呼叫他人。同时，找来木板、救生圈、竹竿、绳索等物品投给落水者，使其不下沉或延缓下沉时间。

如果救援者游泳技术不佳，最好携带救生圈、绳索、木板等物品前往救援，以免与落水者一起遭遇不测。

　　救援者游到落水者附近，要看清其位置，从落水者的后方出手救援。切不可正面接触，以免被其抱住，双双入水，一旦被落水者抱住，应设法将其推开，再从其后方施救。

　　从后方抓住救援者后，要第一时间将其头部拉出水面，然后再向岸边或船上拖拽。

　　（2）岸上救护。

　　落水者成功获救上岸后，应立即检查有无义齿，口腔、鼻腔中有无泥沙、杂草等异物。如有，迅速取出，并将口鼻清理干净。

　　如果落水者呼吸、心跳尚存，应给予排水。具体做法是：溺水者取俯卧位，救援者一腿半蹲，另一腿屈曲垫在溺水者腹部，使溺水者头朝下，同时用手掌按压其背部，使溺水者胃内的水和泥沙排出。

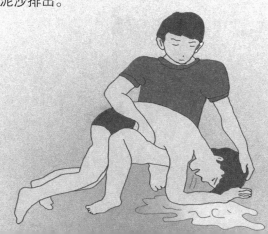

　　如果溺水者呼吸、心跳已经停止，在清除其口鼻内异物后，立即做人工呼吸和胸外心脏按压。

　　情况严重者，应一边抢救一边拨打急救电话120，或尽快送医院救治。

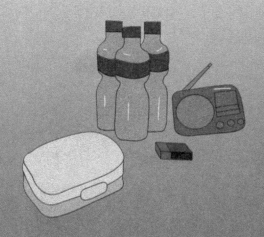